中医师承丛书

医门微言

凤翅堂中医讲稿

第一辑

樊正阳 主编

中国科学技术出版社
CHINA SCIENCE AND TECHNOLOGY PRESS
北 京

图书在版编目（CIP）数据

医门微言：凤翅堂中医讲稿. 第一辑 / 樊正阳主编.
-- 北京：中国科学技术出版社，2016.12
ISBN 978-7-5046-7337-4

Ⅰ. ①医… Ⅱ. ①樊… Ⅲ. ①中医学 Ⅳ. ①R2

中国版本图书馆CIP数据核字（2016）第312185号

策划编辑	焦健姿
责任编辑	焦健姿　王久红
装帧设计	长天印艺
责任校对	龚利霞
责任印制	马宇晨

出　　版	中国科学技术出版社
发　　行	科学普及出版社发行部
地　　址	北京市海淀区中关村南大街16号
邮　　编	100081
发行电话	010-62103130
传　　真	010-62179148
网　　址	http://www.cspbooks.com.cn

开　　本	720mm×1000mm　1/16
字　　数	186千字
印　　张	13.5
版、印次	2017年1月第2版第1次印刷
印　　刷	北京威远印刷有限公司
书　　号	ISBN 978-7-5046-7337-4/R·1963
定　　价	29.50元

编著者名单

主　　编　樊正阳

副主编　周建华　王　军

编　　者　（以姓氏笔画为序）

王家祥　朱艳芳　朱彩红　孙洪彪

吴艳艳　张　广　邵玉平　周　超

赵顶左　信　建　徐国华　黄　鑫

内容提要

　　这是一本不一样的中医入门书，是作者诊余闲暇时与网友、学生的论医记录所辑的中医讲稿。从中医基础说起，循循善诱，既简明又生动地讲述了阴阳五行、脏象、气血津液、病因、病机、诊断等初学中医的基础知识。其中既有对中医学常识的一般论述，也不乏对医理的深刻认识，如对三焦、命门、男子奇恒之腑在古人的基础上又有独到的见解。这些论述与见解都来自于对经典的深刻学习与丰富的临床实践。本书语言通俗易懂，讲解生动切要，是中医初学者不可多得的参考用书。

自　序

　　愚少年时，受父影响，立志医学。十六岁，父授业，开始踏上医学之路，而今三十年矣！回顾习医、临证之路，心潮澎湃。观今之杏林，名家辈出，阐发岐黄古义，续写医学新篇，此诚我医学之幸事！然，有正统少传，异说横起，好医学者亦步亦趋，被误导者众。愚得师门传授，遵古训，循医道，虽学识有限，然也不偏不倚，得其中正。古来诸多医者，以传道授业为己任，济苍生之疾为己愿，上有《素问》《灵枢》《神农本草经》《难经》之作，以为医学之始，继有医圣仲景之《伤寒论》，发明六病，肇理、法、方、药之端，法呈万世。真人著《千金方》，用意之精，自成一家；王焘述《外台秘要》，论宗巢氏，方多秘传。后此而下，金元四家，学术争鸣，多有创新。景岳著新方，崇尚温补，王肯堂历十载，作《六科准绳》。逮至清代，名家辈出，柯氏韵伯，发幽探微，作《伤寒来苏集》，述仲景心法；修园先生深入浅出，返博为约，作医著十数种，传播医学；张志聪与门人讲学，作《侣山堂类辨》。叶、薛、吴、王，温热诸论，羽翼仲景；郑钦安《医学三书》，首辨阴阳，善用姜附。逮至近代，张锡纯作《医学衷中参西录》，一代医家，曹颖甫精研经典，作《经方实验录》，萧、施、孔、汪京城四大医家，悬壶济世，皆为楷模。感慨好医学与我同志者众，余虽不才，为续传播医学而作是篇。

　　为医者，非博学无以胜教，而教之所病病知穷。苟非博览群书，精通医道者焉可为人师，而更非不学经典，不通字义，妄自菲薄，欺世盗名辈所能为，古往今来诚如斯言！且夫医之教也，必精医而兼达于教，则学生不必不如师，师不必强于学生，所谓，闻道有先后，术业有专攻，如斯而已！愚虽不才，愿与君语！

樊正阳

丙申年春于襄阳凤翅医堂

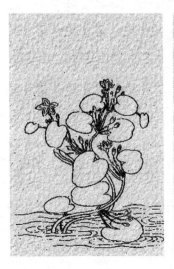 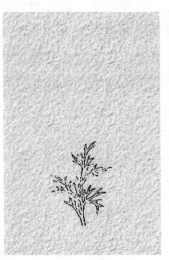 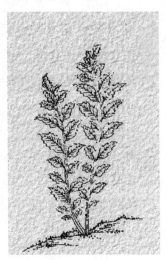

医门微言 第一辑
——凤翅堂中医讲稿

如何学中医　阴阳与五行　脏象　气血津液　病因　病机　诊断　凤翅医话

005　第一讲　如何学中医

　　如何学习中医，首先是个大方向的问题。有很多中医爱好者对中医很执着，通过各种途径学习中医，比如有从理解药性入手学习的，会对症下药；有从背诵方剂入手学习的，会套搬原方；有从读医案入手学习的，会按图索骥；也有漫无目标，读了不少书，浪费时间精力而无所心得者；更有从某些与医学沾边的理论等入手学习者。然而大多学习方法难以掌握中医的精髓思想，学习到不少"只见一斑而不见全豹"的偏见。现在有中医的院校教育，按照中医教材的进度学习是很好的途径，但是教材知识面很广，分科又细，一般初学者若没有老师带教疑惑的地方会很多，故而有一条正确的、简单的学习途径，先领会、掌握所必需的中医知识是最重要的。本篇是个人学习中医的过程及心得，也是掌握比较系统、全面知识的开章，可供读者参考。

021　第二讲　阴阳与五行

　　阴阳、五行是挂在中医大夫嘴边的词汇，他们总是在说阴阳、五行，给人一种云里雾里的感觉。阴阳、五行到底是什么？从哪里来？所指为何？有什么深刻的内涵？学习中医为什么要学习阴阳、五行？这些都是要先搞清楚的基本问题。下面就带您学习阴阳、五行的知识，为形成中医的正确思维、深入学习、应用中医打下基础。

037　第三讲　脏　象

　　了解一点现代医学知识的人都知道有解剖学、生理学。解剖学是研究人体的结构，生理学是研究脏腑功能及内在的互相联系的。那么中医有没有解剖学、生理学呢？答案是肯定的。中医的解剖学由于时代的局限比较原始，然而生理学知识却很丰富。既然解剖学比较原始，又没有实验室基础，怎么来的生理学知识呢？那就是在原始的解剖学基础上，根据生命活动的外在征象，在长期的医学实践中总结、衍生出来的脏象学。下面带您走近脏象学，看看中医所讲述的生理学有哪些丰富的内涵及与现代医学不同的特点。

073 第四讲 气血津液

人体由机体的各种器官组织组成，有支持生命活动的营养物质和主持这些营养物质代谢的各种功能，现代医学有对这些内容的表述方式，中医学也不例外，而且是更加独特、归纳性更强的综合表述，那就是在脏象学基础上以气、血、津、液等更进一步表述的生理、病理。气、血、津、液是什么？有什么特点？它们的内涵是什么？各自有什么功能及其内在的联系有哪些？下面就带您走近气、血、津、液，了解并掌握它们在中医学里的意义。

085 第五讲 病 因

人总是要生病的，既然生病就有生病的原因。现代医学随着科技的进步在不断地进取，对疾病的发生原因也在不断地探索，但是总还有很多疾病的原因不明。那么传统的中医学对疾病的发生原因有没有认识呢？看官说了，中医大夫又不用显微镜这些高科技的仪器，怎么能知道疾病发生的原因呢？这似乎确实是个问题，但是中医学还确实有对疾病发生原因的深刻认识，而且概括性极强，所有疾病都不能逃出这些范围，那么，本讲就带您去了解并掌握古老、传统的中医学对疾病发生原因的综合认知。

103 第六讲 病 机

疾病有发生的原因，就有发生、发展的内在机制。现代医学对于疾病的发病机制有详细的认知，已发展到微观分子水平，中医学从远古走来，没有那些微观的认识，似乎对疾病的发生机制认知很粗糙，那么是怎样认知疾病的发生、发展机制，并且有力地指导治疗的呢？本讲带您走进中医所表述的疾病发生、发展乃至于疾病转归、预后的独特病机理论。

131 第七讲 诊 断

走进医院，我们都有这样的经历，大夫会开一些检查单，请您去做各种医学检查，依据检查报告来确定是何种疾病，这就是诊断，然后再根据诊断结论进行各种治疗。古老的中医学没有这些先进的仪器，是如何来诊断疾病的呢？诊断疾病有何依据？这些依据是否科学？是否能指导治疗呢？本讲就带您走进传统中医诊断疾病的一般方法，看看这些诊断方法有什么神奇之处。

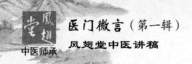

167 第八讲　凤翅医话

在过去出版的《医门凿眼》《医门锁钥》两部医著里，作者已经有一百二十余篇精彩的医话，大多是对临床常见，甚至是少见疾病治疗的个人总结，有循规蹈矩的理法，也有很多出奇制胜的招数，有对医理的深刻探讨，也有对药理的独特见解。本讲秉承一贯风格，再次带您走进中医学的堂奥。

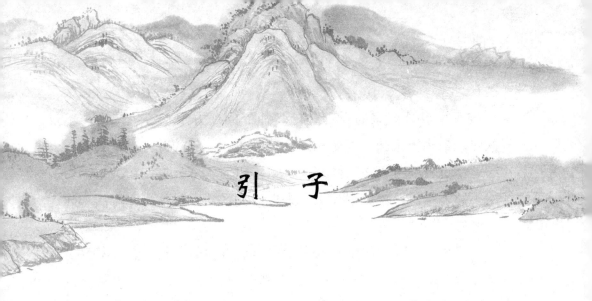

引　子

儿时家里没有电灯，常常在夜间醒来见父亲在煤油灯下读书，也常常被感染，坐起来装模作样地看我还不认识的书。那时候父亲还是位赤脚医生，白天他在大队卫生室出诊，常背起药包带上我一起去农家看病。在那些年，卫生室只有药片，还有注射针，不过，父亲还多了个玩意儿，就是中医用的针灸针，我也常拿出来把玩。我读小学的时候，父亲已经行医近十个年头了，常被请去城里看病。那样真好，我想长大了也当医生。

父亲的师父对《伤寒论》很有研究，是那时名震襄阳的四大名医之一，名讳施映堂。据父亲所讲，师爷行医六十余载，所读医书甚多，然《伤寒论》《瘟疫论》《温热经纬》《温病条辨》《临证指南医案》《四家医案》等几本书是长久放在床头的，时不时地会拿起来翻翻温习温习，几十年如此这般。治病虽遵古法却不刻板古方，常化裁令人匪夷所思者，到老年更是多神来之笔。给父亲治病时，虽见肠腐脓血杂下，然据色脉断为虚寒为本，肠热为标，出理中汤加黄连、白头翁为治，间服六柱饮送服赤石脂细末，方虽不奇，寓意深刻。

几乎与所有医家一样，师爷对穷苦病家常亲切有加。师爷行医时，对富家求医者明言无厚金不诊，以便集资资助穷家。码头苦工、乡下来的求医者常是师爷的座上客，对贫而无药资者，开方尽量简单便宜，还常自费买药送人。就这样，师爷在贫穷群众中建立了很高的威信。当时樊城有两家大药铺，每年终都会请像师爷这样的大夫去座谈，因医生也是商家的衣食父母。师爷的处方别有特色，常药不过五八味，最多十来味，但是在两大药铺里，每年的处方量是最多的。父亲的字迹与师爷极像，师爷去世后，也还常有处方到药铺中，司药开始不知就里，疑惑施老先生已去世，怎么还有处方来？等后来知道是施老先生的学生所开，惊叹不已。

跟师时，父亲常起早步行三十多里地赶往师爷处，在师爷身后默默地站立伺诊。待师爷下班后，又匆忙赶回乡下家里。如此不计寒暑，日以继夜苦读，有夏日荷叶包腿避蚊咬之佳话，祖爷闻之，感慨有嘉，故很喜欢父亲，尽授真传。20世纪70年代，襄阳赵夫人患肝硬化，请师爷诊治，有心荐父亲诊治以测功夫。八月过后，检查病愈。赵许父亲厚职，父辞之。

"文革"期间，医学书籍匮乏，不得已，父亲只得从祖师爷处抄书研习，诸如《瘟疫论》《痢疾论》《霍乱论》《伤寒说意》《伤寒悬解》《金匮悬解》《四圣心源》《时方歌括》《时方妙用》等，皆以狼毫小楷工整书写，自右向左，竖排列行，书如印刷，装订成册。今日翻来看，亦慨然叹父亲才秀焉！1978年国家政策，招民间中医统考，父亲以小楷作答，论内难，作论文六经大法，述温热证治，历经四场考试，勇夺襄阳桂冠。全襄阳取三名者二名为药师，父亲取中医师者独一名也！湖北中医学院教授李今庸先生惊叹襄阳有如此人才。1979年，习医看病已经十几年的父亲，应招由教育转入襄阳双沟中心医院为中医师，其时，父亲年四十有余，然已两鬓霜白。临行，屋后枝头喜鹊喳喳，父亲有感，赋诗一首：

闻鹊喳喳送喜程，十六寒窗报世人；

世风唯喜欢娱事，吾唯心血染医文！

1980年秋，俗称秋呆子之湿温证流行，父亲日诊近百人，以三仁汤化裁处治，患者排队争先，竟有口角者，多被治愈，声名鹊起。方圆百里如襄樊二城、枣阳、随州求医者不绝，远至河南邓州、西峡有名……

我十六岁那年，开始正式学习中医。父亲说，学医有两条路可走，第一，从经典学起，这个起点高，然学进去了再读别的，如嚼面叶子，好消化；另外一条路就是从药性及时方学起，这个简单，然难再深入，你就双管齐下，一起学吧！

屈指算来，我行医也有数十个年头了，回顾来时路，诸多感慨。兹愿将自己习医以来的心得和体悟，尽录此书，希望能对后来者有启发。甚喜。

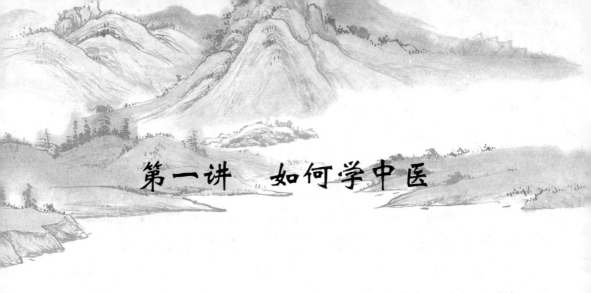

第一讲　如何学中医

如何学习中医，首先是个大方向的问题。有很多中医爱好者对中医很执着，通过各种途径学习中医，比如有从理解药性入手学习的，会对症下药；有从背诵方剂入手学习的，会套搬原方；有从读医案入手学习的，会按图索骥；也有漫无目标，读了不少书，浪费时间精力而无所心得者；更有从某些与医学沾边的理论等入手学习者。然而大多学习方法难以掌握中医的精髓思想，学习到不少"只见一斑而不见全豹"的偏见。现在有中医的院校教育，按照中医教材的进度学习是很好的途径，但是教材知识面很广，分科又细，一般初学者若没有老师带教疑惑的地方会很多，故而有一条正确的、简单的学习途径，先领会、掌握所必需的中医知识是最重要的。本篇是个人学习中医的过程及心得，也是掌握比较系统、全面知识的开章，可供读者参考。

 背诵是必下的功夫

中医书籍浩如烟海，学习若无准确的路线目标，会如无头苍蝇乱撞，不会形成系统知识，也终不会形成正确的辨证思维。我们都知道，身体不适去找大夫看病，一般来说，大夫会先把脉，然后问诊，或再体检，这个体检与现代医学有所不同，以后会慢慢讲到，最后形成一个准确或大体的诊断结果，若需要吃药，大夫会开个方子出来，方子是由多味药组成的，那么他这个方子是从哪里来的呢？多是从古书上背诵下来的，名曰汤头，也有根据病情自己组织药味开出来的，当然，自己能组织药味成方，是已经有一定的医学基础和医疗经验了。这个汤头，初学者一般多会背诵清代医家汪昂所撰的《汤头歌诀》，其中约有300余方，都以七言歌诀的形式写作，便以记诵，并且在每个歌诀后附有简要注释，是一部流传较广的方剂学著作。我开始记诵方子时，看此本太多，便有惧怕之心，父亲看出来了便与我说，有本简单实用的更好，那就是清代大医家陈修园先生所作的《时方歌括》。陈修园先生有感一般医生为了应付病人，多半只学习宋、元以来各个医家的药书、方书，找出几个治病的药方使用，而大多对医学经典、理论著作《内经》《难经》《神农本草经》以及《伤寒论》《金匮要略》等并不感兴趣，更不愿下苦功夫学习这些著作。可以说陈修园先生是我的启蒙老师。在医学理论上陈修园先生特别推崇医圣张仲景，是维护经典的中坚人物之一，是中流砥柱！清朝以及当代的一些著名中医，有很多是从陈修园先生的书开始学医的。由于陈修园先生的书很质朴实用，刊行后很快畅销各地，买的人很多，书商以假乱真，把其他医家的书也印上他的大名，故有陈修园医书七十二种之说。那时候，父亲也认为陈修园医书很多，说是"公余七十二种"，就是说工作之余写了七十二部书。后来在20世纪80年代买了福建科技出版社出版的中华全国中医学会福建分会校注的《陈修园医书》，才知道共有十六种。说陈修园"学识渊博，医术精湛，不仅是一位富有创见的医学理论家和医术超群的临床家，同时也是一位杰出的中医学科普作家"，所以我以自己的亲身经历，积极推崇初入医道的同学们去读陈修园医书，作为入门级别的书籍，而进去后再读他的提高书籍或别的医家的书籍。

在《时方歌括》中有"小引"一文，抄写出来先认识一下这位医学家，曰"经方尚矣，唐宋以后，始有通行之时方，约其法于十剂。

所谓宣、通、补、泄、轻、重、滑、涩、燥、湿是也，昔贤加入寒、热，共成十有二剂，虽曰平浅，而亦本之经方。轻可散实，仿于麻黄、葛根诸汤；宣可决壅，仿于栀豉、瓜蒂二方；通可行滞，仿于五苓、十枣之属；泻可去闭，仿于陷胸、承气、抵当之属；胆导、蜜煎，滑可去着之剂也；赤石脂、桃花汤，涩可固脱之剂也；附子汤、理中丸，补可扶弱之剂也；禹余粮、代赭石，重可镇怯之剂也；黄连阿胶汤，湿可润燥之剂也；麻黄连翘赤小豆汤，燥可去湿之剂也；白虎、黄连、泻心等汤，寒可胜热之剂也；白通、四逆诸汤，热可制寒之剂也。余向者汇集经方而韵注之，名为《真方歌括》，限于赀（zi 资）而未梓，缮本虽多，而刀圭家每秘而弗传，人为恨事。辛酉岁，到直供职，适夏间大雨，捧檄勘灾，以劳构疾，脉脱而厥，诸医无一得病情者，迫夜半阳气稍回，神识稍清，自定方剂而愈。时温虐流行，因余之病，而知误于药者堪悯焉！盖医者，生人之术也，一有所误，即为杀人，余滥竽人后，诸多有志而未逮，而可以行其不忍人之心，不必待诸异时者，医之为道也。向著《真方歌括》，非《内经》即仲景，恐人重视而畏远之。每值公余，检索时方，不下三千首，除杂沓肤浅之外，择其切当精纯，人可共知者，不可多得，仅受一百八首而韵之，分为十二剂，以便查阅。又采集罗东逸，柯韵伯诸论及余二十年读书，临证独得之妙，一一详于歌后，颜曰《时方歌括》，为中人以上立法，徐可引以语上之道也！……"。可见先生所作是推崇经典，与人引路。当时家中《时方歌括》只有草版本的，怕弄坏了，我就把方子歌诀用小本记下来，算是口袋书吧，每天都装在衣兜里，随时拿出来读、背，温故而知新，用了半年时间就把书中所推崇的古方一百多首背了下来。每个方子都有它独特的代表意义，这在以后的学习中，我会详细解说。上大学以后，因为有了方剂基础，我就把《方剂学》里边的方子大多用自己所编写的方歌也背了下来。背书的过程首先来源于兴趣，当然也是很艰苦的。在背诵方歌的同时，我还在同时温习《伤寒论》《金匮要略》的条文，并且按照要求也在背诵其中方子的歌诀，用的是陈修园的另外两本书，就是《长沙方歌括》和《金匮方歌括》。当我初学医时，不像现在这么多能交流的同学们，也不能像现在一样有了问题就去找百度，只能自己理解，不懂就问父亲，父亲有时候能很详细地给解答，有时候就说，书读百遍，其义自现，无法理解了就在书柜中胡乱翻书，到处找能解答的资料。家里当时大约有一百多本医书，大多数都被我翻过，很多看了也记不住，所以也就不再浪费时间，固定读父亲要求看的这几本书。我背诵《伤寒论》《金匮要略》的时候，家里没有单行本的，就以《医宗金鉴·订正仲景全书》的条文顺序来记忆，所以后来甚至一直到现在，每看到有说条文的序号的，我还不知道是哪一条。这个本里有几位医家的注释，每背一条也会去读一读，只是难懂。背诵时也像背方歌一样，抄在小本子上弄成口袋书，每天脑袋里都是那些之乎者也的文字在跳跃，记住很难，忘记很容易，只能今天记住一二条，明天赶紧再复习记忆，记住了再进行下一条，为了能记忆不忘，还动用视觉记忆，就是记住自己抄写的文字模样，努力搜寻把影像存在大脑中。等背诵《伤寒论》《金匮要略》一年之后，父亲说可以读几位医家对伤寒论的注释了，那就是柯琴的《伤寒来苏集》，尤在泾的《伤寒贯珠集》《金匮要略心典》，为能帮助理解医理，同时看黄元御的《四圣心源》《伤寒说意》。现在有不少简单解说《伤寒论》《金匮要略》的网上视频以及书籍，没古籍那么难懂，同学们都可去学习，不过背诵原文是学习的第一道关，最起码有方证的条文必须记住，会终身受用无穷。你以后在临证中，遇到某一个症状或某些证候就会联想到条文以及治法、方药，说不定就是它，这个按图索骥的办法虽然不是高境界，却也是每个医生成长经历的过程。

药方是以药物组成的，这就关系到药物主治的问题，当然有书可读。一般来说，初学者可以读流传很广的《药性赋》。《药性赋》原书未著撰人，也就是说不知是哪位所作，估摸是哪位医家为传弟子所写，据考证约为金元时代作品，是初学中药的启蒙书。但是与李东垣所辑《珍珠囊药性赋》，又名《雷公药性赋》，有不少共同之处，又有增补。将约248种常用中药按药性分寒、热、温、平四类，写成赋体，朗朗上口，言简意赅，便于诵读记忆，充分体现了中医学家们的文字功底，对药性概括精辟，一经铭记在心，受用终生，颇受习医者喜爱，传沿至今。我在学习的同时，父亲没有要求我刻意去背诵它，所以只是记住了一部分，这个有点后悔，不过在后来的医学实践中，也还在不断学习，才对使用的药物有了充分的了解，特别是经典所用药物的功用主治，多来源于《神农本草经》。所以，深入学习《神农本草经》才会加深对经方的理解，以后会随着学习的深入逐渐结合《伤寒论》方证讲解。

正确看待诊脉

对于中医看病的号脉，也就是脉诊，一般以为是个很神奇的活儿。以我亲身经历来看，特别是上了年纪的人，来看病首先要求号脉，这个虽然有认识的缺陷，也不能不说明脉诊的重要性。在《医门凿眼——心法真传与治验录》中，我写过几篇文章专门谈到脉，特别是有一篇"以脉试医是陋习"的文章，说了这个现象的来龙去脉，同学们可以参阅。《素问·征四失论》说，"诊病不问其始，忧患饮食之失节，起居之过度，或伤于毒，不先言此，卒持寸口，何病能中？妄言作名，为粗所穷"。在古代有限的医疗条件下，脉诊无疑或成了医生诊病不可缺少的手段，现在医学检查细微细致，为何单凭脉象而定病呢？这当然不是提倡治病单凭医学检查而完全定论，作为参考可也。再说了，现在一些慢性疾病往往吃药无数，很多可以出现药脉，在这种情况下，单凭指下所得更不可取。不得不承认搭脉知病的情况确实存在，但这与医生长期的临床实践、经验积累不无关系。其实凭的不全是脉，而是细致体察病者一言一行，在言语行为中便知三分。如病人苦楚眉头，以手护腹，脉或见弦、紧就知病人有腹中苦痛。尺肤发热，脉见数，发热病情已了然心中。女子面色不泽，脉来两手不调，便可能有经乱之病，腹痛、腰酸、带下，头晕等病状就或可能有。医生若也在以脉试医这个陋习中受到影响，不精研汤方药证，只是在脉诊上做文章，就是能查出病来，我看让他治好病也是很困难的。陈修园先生对此深恶痛绝，说"余每观时医于两手六脉中按之又按，曰某脏腑如此，某脏腑如此又如彼，俨然脏腑居于两手之间，可以扪得。种种欺人之丑态，实则自欺之甚也"。医生诊脉在于探查疾病的阴阳、表里、虚实、寒热，合于望、闻、问而明病症病机，功夫全在辨病辨证，遣方用药以愈疾。若单凭脉象，不问缘由，便说起病者的病症来，病家往往会信以为真，转移主诉，尽寻枝叶，医病二人尽皆糊涂。

早期的脉学专著，是西晋整理《伤寒论》的王叔和所作，叫《脉经》，当然后来还有不少医家在以他的书为底本讲脉，后李时珍作《濒湖脉学》，这都比较深奥，我甚至没去好好读过它，所以要说到脉法，我还有欠缺，希望记忆力好的同学们去钻研它，现在有精通脉法的大师，我不敢议论是非，因为我学识不到，不过，候脉只是诊断疾病的一个方法，经典有说"微妙在脉，不可不察"，然治好疾病才是终极目标，故也有以脉定病时，只因"察之有纪，从阴阳始"，但很多作为辨证参考，还得以疾病的证候作为依据，特别是现在，药品众多，脉也会受药物影响而变化，故脉搏不与疾病证候相应的时候不少。我学习脉法，多是在学习论述证候、病理的时候看医家对脉的解说，其中多有脉理。脉法众多，有三部九候遍诊法，是古代最早的一种诊法，把人体分成天、人、地三部，每部各有上、中、下三处的动脉，在这些部位诊脉，称为"三部九候"，出《素问·三部九候论》。后来独取寸口，也就是桡动脉，诊此处也有三部九候之说，就是寸关尺三部，浮中沉三候，合之为三部九候。《医宗金鉴·四诊心法要诀》以四言歌诀的形式，详述望闻问切四诊，其中有脉法歌诀，若感兴趣可以去读。我背诵脉诀，遵照父亲要求，主要背诵了陈修园所作《时方妙用》里的"八脉赅二十八字脉象"，这个归纳得很好，又简单又切于实用。暂且录之方便学习，有兴趣的同学可以用心去记住它，在以后讲临证治病时再继续深入学习。

兹以浮、沉、迟、数、虚、实、大、缓八脉为主，而以兼见之脉附之。总括以诗，为切脉之捷法。

㉠ 浮为表脉病为阳，轻手扪来指下彰；芤似着葱知血脱，革如按鼓识阴亡。

散从浮辨形缭乱，定散非浮气败伤；除却沉中牢伏象，请君象外更参详。

（浮脉兼见芤、革、散，其余脉象除沉、伏、牢皆可互见）

㉡ 沉为里脉病为阴，浅按如无按要深；伏则幽潜推骨认，牢为劲直着筋寻。

须知诸伏新邪闭，可误诸牢内实成；除却浮中芤革散，许多活法巧从心。

（沉脉兼见伏、牢，其余脉象除浮、芤、革、散皆可互见）

㉢ 迟为在脏也为寒，一息未及四至弹；结似偶停无定数，代因不返即更端。

共传代主元阳竭，还识结成郁气干；除却数中促紧动，诸脉互见细心观。

（迟脉兼见结代，其余脉象除数、促、紧、动皆可互见）

㉣ 数为腑脉热居多，一息脉来五六科；紧似转绳寒甫闭，动如摇豆气违和。

数中时止名为促，促里阳偏即是魔；除却迟中兼结代，旁形侧出细婆娑。

（数脉兼见促、紧、动，其余脉象除迟、结、代皆可互见）

虚　虚来三候按如棉，元气难支岂偶然；弱在沉中阴已竭，濡居浮分气之衍。

劳成脉隐微难见，病剧津干涩遂传；冷气蛛丝成细象，短为形缩郁堪怜。

（虚脉兼见弱、濡、微、涩、细、短，与实脉对应）

实　实来有力象悠悠，邪正全凭指下求；流利滑呈阴素足，迢遥长见病当瘳。

洪如涌浪邪热传，弦似张弓木作仇；毫发分途须默领，非人浑不说缘由。

（实脉兼见滑、长、洪、弦，浮中沉俱有，与虚脉对应）

大　大脉如洪不是洪，形兼洪阔不雷同；绝无杨柳随风态，却似移兵赴敌雄。

新病邪强知正怯，夙病外实必中空；内经病进真堪佩，总为阳明气不充。

（大脉无兼脉，与缓脉相别）

缓　缓脉从容不迫时，诊来四至却非迟；胃阳恰似祥光布，谷气原如甘露滋。

不问阴阳欣得此，任他久暂总相宜；若还呆缓须当辨，湿中脾经步履疲。

（缓脉为常脉，宜与他脉相别）

在柯琴《伤寒论翼》中，有一篇文章叫"平脉准绳"，我看过的次数大概多少也记不清了。先摘录试分析以见仲景脉法的意义，当然，这只是一家之言，不过说理透彻，可以师之。

上古以三部九候决死生，是遍求法；以人迎、寸口、趺阳辨吉凶，是扼要法。自《难经》独取寸口之说行，人迎、跌阳不参矣。气口成寸，为脉之大会，死生吉凶系之焉，今所传者只此耳。自有《脉经》以来，诸家继起，各以脉名取胜，泛而不切，漫无指归（就是说脉象说多了反而不切合实用）。夫在诊法取其约，于脉名取其繁（诊断不明，而欲以脉来定病），此仲景所云"驰竞浮华，不固根本"者是也。仲景立法，只在脉之体用上推求，不在脉之名目上分疏（站在"体"的位置，来推断"用"的意义，不能过多命名脉，反而多了疑惑）。故以阴阳为体，则以浮、大、动、滑、数为阳之用，沉、涩、弱、弦、迟为阴之用（脉也如证，当分阴阳，若判断脉的阴阳，则阴阳如是）；以表里为体，则以浮为表用，沉为里用（若欲断表病、里病，从浮、沉可辨）；以脏腑为体，则以数为腑用，迟为脏用（若断脏脉、腑脉，则数为在腑，迟为在脏）。如以浮沉为体，则以浮、沉中各有迟、数为用（若在浮沉中求阴阳，则辨浮沉中的迟、数）。以浮为体，则以大、动、滑、数为用之常，涩、弱、弦、迟为用之变（若脉浮，见大、动、滑、数阳脉为常，见涩、弱、弦、迟阴脉为变）；以沉为体，则以涩、弱、弦、迟为用之常，大、动、滑、数为用之变（若脉沉，见涩、弱、弦、迟阴脉为常，见大、动、滑、数阳脉为变）。体用之间，见脉之变化，而致病之因，与病情之虚实、病机之转移，亦随之而见，全在诊者指法之巧，与看法之细耳（诊脉是探求阴阳、表里、脏腑的病情虚实，病机的转换，至于摸脉知病，则多是医家经验）。脉理浩繁，大纲不外名阳名阴之十种。阴阳两分，自成对峙，阴阳配偶，唯见五端。浮、沉是脉体，大、弱是脉势，滑、涩是脉气，动、弦是脉形，迟、数是脉息，不得概以脉象视之也（脉也如其人，有体、有象，有气、有息，有形、有势）。

脉有对看法，有正看法，有反看法，有平看法，有侧看法，有彻底看法（从不同的视角去看脉，分析就会有结论）。如有浮即有沉，有大即有弱，有滑即有涩，有数即有迟（无浮就无沉、其他相反的也可比对）。合之于病，则浮为在表，沉为在里，大为有余，弱为不足，滑为血多，涩为气少，动为搏阳，弦为搏阴，数为在腑，迟为在脏，此对看法也（阴阳无处不在，方寸之间可以神求）。如浮、大、动、数、滑脉气之有余者为阳，当知其中有阳胜阴病之机（阳胜则阴病，阳盛则热）；沉、涩、弱、弦、迟脉气之不足者为阴，当知其中有阴胜阳病之机（阴胜则阳病，阴盛则寒），此正看法也。夫阴阳之转旋也，有余而往，不足随之，不足而往，有余从之（任何事物都符合这个阴阳的法则，是一贯之理）。故其始也，为浮为大为滑为动为数；其继也，反沉反弱反涩反弦反迟。此是阳消阴长之机，其病为进（阳易退，阴易进，则正衰邪盛病进），其始也，为沉为弱为涩为弦为迟；其继也，微浮微大微滑微动微数。此是阳进阴退之机，皆病为欲愈（阴消阳长，邪退正复则病向愈），此反看法也。浮为阳，如更兼大、动、滑、数之阳脉，是为纯阳，必阳盛阴虚之病矣（阳中再见阳，则为重阳，缘阴不配阳之故，阴虚无疑）；沉为阴，而更兼弱、涩、弦、迟之阴脉，是为重阴，必阴盛阳虚之病矣（阴中再见阴，是为重阴，缘阳不配阴之故，阳虚无疑），此为平看法。如浮而弱、浮而涩、浮而弦、浮而迟者，此阳中有阴，其人阳虚而阴脉伏于阳脉中也，将有亡阳之变，当以扶阳为急务矣（阳中见阴，谨防阴来搏阳，当虑亡阳）；如沉而大、沉而滑、沉而动、沉而数者，此阴中有阳，其人阴虚而阳邪下陷于阴脉中也，将有阴竭之患，当以存阴为深虑矣（阴中见阳，谨防阳来搏阴，隐患阴竭），此为侧看法。

如浮、大、动、滑、数之脉体虽不变，始为有力之阳强，终为无力之阳微，知阳将绝矣（有力为实，无力为虚，有力则邪正俱实，无力则正邪双亡，生机息）；沉、涩、弱、弦、迟之脉，虽喜变而为阳，如急见浮、大，动、滑、数之状，是阴极似阳，知反照之不长，余烬之易灭也（回光返照，其命不长），是为彻底看法。更有真阴真阳看法，如凡阴病见阳脉者生，阳病见阴脉者死也（脉病不符者，阴病见阳脉有生机，阳病见阴脉有杀机）。成注只据伤寒立言，观凡字则知脉法不专为伤寒设，亦不是承接上文，扩充之见仲景活法矣（脉与证一样都为百病立法）。脉以胃气为本，玩名阳名阴，见此等脉状，尚是阴阳之名，而非阴阳之实，因胃气稍虚，则阴阳偏重，较之平脉有余名阳、不足名阴耳（胃气者，脉来有神而缓和是为平脉，以此为标准看有余与不足），此阳病兼外伤六气言，阴病兼内伤精气言（有余多有外来客邪，不足多兼内伤精气），若专指伤寒之阴证阳证，则浅矣（申明仲景脉法非但为外感立法）。阳脉指胃脘之真阳，《内经》所谓二十五阳者是也（脉有胃气生之本）。阴病见阳脉，是胃气来复，五脏冲和之气发见，故主生（冲和之气犹如祥光普照），《内经》所云别于阳者，知病起时也。阴脉指五脏之真阴，因胃脘之阳，不至于手太阴，五脏之真阴来见也，阳病见阴脉，是脉无胃气，故主死（真阴来袭如阴霾肆空），《内经》所谓别于阴者，知死生之期也。要见沉、涩、弱、弦、迟，是病脉不是死脉，其见于阳病最多（病脉当也有胃气，其见阳病当是阳中有阴）。阳病见浮、大、动、数、滑不休，即是死脉（是为孤阳，孤阳不生，绝不见阴者死）；阴病见浮、大、动、数、滑之脉，多阴极似阳，未必即可生之机也（若重阴之病忽见阳脉，是余焰之不长）。若真脏脉至，如肝脉之中外急，心脉坚而搏，肺脉浮而大，肾脉如弹石，脾脉如距喙，皆反见有余之象，岂可以阳脉名之（指下脉来无缓和之感，是无胃气之脉）？《经》曰"邪气来也，紧而疾，谷气来也，徐而和（谷气，胃气的别名，缓和之脉是胃气）"，则又不得以迟数论阴阳矣。

仲景表里脏腑之法，则又以浮沉迟数为大纲（提纲挈领，纲举目张），浮沉是审起伏，迟数是察至数，浮沉之间，迟数寓焉（浮、沉之中，皆有迟、数）。凡脉之不浮不沉而在中，不迟不数而五至者，谓之平脉，是有胃气，可以神求，不可以象求（感受指下脉来缓而有神，难于名象），若一见浮沉迟数之象，斯为病脉（不是常脉，就是

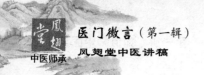
病脉）。浮沉迟数，本不以表里脏腑分，今既有阴阳之可名，即以阳表阴里、腑阳脏阴，定其为病所在耳（寓阴阳之名，便有阴阳之性，有阴阳之性，便可定病位）。试观脉之浮为在表，应病亦为在表，然脉浮亦有里证（应病在表，也可有里之兼证），或表邪初陷，或里邪欲出，究竟不离于表，故主表其大纲也（治当以表为主，兼顾其里）。沉为在里，应病亦为在里，然脉沉亦有表证（应病在里，也可有表之兼证），或阳病见阴而危，或阴出之阳而愈，究竟病根于里，故主里其大纲也（治当以里为主，兼顾其表）。数阳主热，而数有浮沉，浮数应表热，沉数应里热（这是一般规律），虽数脉多有病在脏者，然其由必自腑，盖六腑为阳，阳脉萦其腑，故主腑其大纲也。迟为阴，阴主寒，而迟亦有浮沉，浮迟应表寒，沉迟应里寒，虽迟脉多有病在腑者，然其根必自脏，盖五脏为阴，阴脉萦其脏，故主脏其大纲也。脉状种种，总括以浮沉迟数。然四者之中，又以独见为准则，独见何部，即以其部定表里脏腑之所在，病无遁情矣（独处藏奸，可以在其部定病所）。然阴阳之十脉，表里脏腑之四诊，皆指脉之体用而言（诊脉是体，察病机是用）。而诊法之体用，则又以病为体，而脉为用（病为根本，有是病才有是脉）。请以浮脉言之，其他可类推。如脉浮者病在表，则必有发热恶寒之表证（是谓脉证相符合）⋯⋯

　　脉法为临床所实际运用，在实践之中才能慢慢领会，非一朝一夕所能掌握，在以后讲授临床时，再继续深入细致地学习、分析。

　　左右六部脉对应脏腑之位见图1。

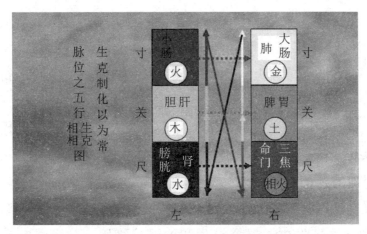

★　图1　左右六部脉对应脏腑之位

读医案医话早受益

　　医案，是医家详细记录治病过程的文字，体裁多为记叙或夹杂有议论之言，医学大家所写医案乃是理、法、方、药齐备的珍贵资料。医话的体裁常常没那么固定，有类似记录医案的，也有如散文、杂文般抒发医疗行为感想，为人处世的道理，还有似论文般论医理的，是学习医家治学、诊疗经验，增长医学理论知识不可代替的文章。《名医类案》是中医学史上第一部医案专著，是明代江瓘父子所撰写，既是明代以前著名医家临床经验的总结，也是中医理论与临床实践密切结合的典范，具有很高的临床与文献价值。清·魏之琇鉴于《名医类案》所选资料尚多缺漏，又作《续名医类案》，这两本书我基本通读过，明白了不少医学道理，只是岁月慢慢抹去了记忆。在读医案、医话的过程中，可以不知不觉知道很多医学术语，若不明白，就会去查阅，顺藤摸瓜，也是一个好的学习方法。

　　《王孟英医案》是《回春录》与《仁术志》合辑而成，王孟英辨证精确，处方用药灵巧，效果常常出奇制胜，对后学很有启迪。本书按照治病的时间排序，每证自成一案，是王孟英毕生临床经验的真实写照，同时也记录了一位医学大家成长的过程，是不可多得的医案精品。

《临证指南医案》是温热大家叶天士门人所辑，虽非叶氏手笔，却也真实记录了其学术精华，然初学者常常难以领会，非有一定的医学基础是难看懂的。

《吴鞠通医案》中颇多连续治疗较完整的病案，记录详细，有利于读者领会病证发生、发展过程和治法的终始，学术继叶天士而又有很多阐发。世人多以为吴鞠通是温病学家，用药轻，多寒凉而少温热，然细观《温病条辨》，再读医案却并不是这回事，用药不避温燥，治大病投重剂亦是其一大特点，所以经过读医案，可以领会一代医家的学术灵魂。

清末名医柳宝诒选评清代四位医家治案，分类编辑而成《四家医案》，包括尤在泾《静香楼医案》，曹仁伯《继志堂医案》，王旭高《环溪草堂医案》，张仲华《爱庐医案》。医案以内科杂病为主，理、法、方、药较为完备，按语简明中肯，也为医案的善本。

近代名医岳美中先生的医案集、医话集、论医集都是很好的书籍，他还极力推崇一本医案书籍就是《全国名医验案类编》。

重订戴天章所撰《广瘟疫论》，命名《重订广温热论》的何廉臣力主伏火是伏气温病的共同病因，倡立温热四时皆有说，阐明新感温病与伏气温病的本质区别，创立了伏气温病辨证论治的完整体系。何氏晚年编撰《全国名医验案类编》，征集当时全国各地名医医案，共选辑三百余案，均为急性热病，是学习治疗热病的很好资料。

《清代名医医案精华》是名医秦伯未先生所辑，辑录清代著名医家如叶天士、吴鞠通、薛生白、张聿青等医家的医案2000余条，其中以杂病为主，兼及他科病证。分类清楚，可以相互比较，对学习各个医家的学术特点及其治疗经验很有帮助，是医案书籍中不可多得的善本。

近代还有很多医案、医话集，如蒲辅周先生精于内、妇、儿科，尤擅治热病，伤寒、温病学说融会贯通，经方、时方合宜施治。先生有《蒲辅周医案》《蒲辅周医疗经验》传世。先生治学严谨，精益求精，用药少，用量小，独具特色，同学们可以去读。

举例说了一些医案书籍，是要说明在读医案医话的过程中，不但能领会医家临床精髓，还可触类旁通医学道理，增长学识。岳美中先生说"凡学医者应当勤求古训，博采众方。读一家之言，志趣每易为其所夺，落其窠臼之中而不自觉。为医切忌拘古、趋新。医药重乎实际，一理之出，一药之投，如弈棋然，必激起对方，彼此牵动得当才可战而胜之，设不得当则为对方所胜。因此，若不广采众长，以精益其术，囿于方隅，临床之际不偾事误人者少矣"。

医学史上还有一类医案，那就是经方医案，特别是在近代尤其多。经方医案多以方证类案，也即是以某方或某证来归纳的医案，常读会不断加深对经文的记忆，还会对经文的理解与方药运用有很大的帮助。医圣张仲景所辑《伤寒杂病论》被历代医家奉为金科玉律，是医圣为临床制定的病证"标准"，通俗点也可以说是"临床手册"，并非为"伤寒"一病立法，用其方若应证，或曰证应其方，则有效如桴鼓之验，是历代医家经过实践得来的结论。仲景之所以被奉为医圣，就是因为他把汉以前乃至上古的有效方经过整理，加以自己的临床经验，用阴阳表述的形式归纳证候，分为六病，即阴阳者一分为二，阴阳各三分，则为三阴三阳六病。《至真要大论》："愿闻阴阳之三也何谓？岐伯曰，气有多少，异用也，……气有多少，病有盛衰，治有缓急，方有大小"，因为阴阳之气有多有少，它的功用也各不相同，正是因为阴阳之气有多有少，才有病的盛与衰，才有治疗的缓与急，用方的大与小。《天元纪大论》："何谓气有多少，形有盛

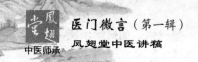

衰？阴阳之气各有多少，故曰三阴三阳也，形有盛衰，谓五行之治，各有太过不及也"。可见，六病之中的三阳、三阴，是通过对人阴阳之气的多少、盛衰，来表示正气的强弱、病邪盛衰程度的数量概念。症候，是正邪斗争矛盾激化的表现，阴阳是定疾病的病性，而从疾病症候的阴阳属性再分六个层次就是定量。影响机体功能变化的任何疾病所出现的症候或某阶段正候，都可能与三阳三阴某些病证相同，所以在阴阳的动态变化中，以疾病症候形成的"象"来探求疾病的内在规律，而随证治之，能为万病立法，是很朴素的临床"标准"。这个"标准"虽然没有现代医学那样具体数据化，但是随着医者的实践，会逐渐形成病"象"，经过训练就成为医者的本能。经方不可能治愈全部的疾病，但是遵循理法，任何疾病不可能逃出六病的阴阳属性以及证候范围，所以掌握六病的标准、依照治疗大法，就会有治疗法则，甚至可以依照此法则，引入效方达药，提高临床有效率与治愈率。历史上注解《伤寒论》的书籍不下数百，对六病的阐释有很多理论，大体归纳有阴阳说、脏腑说、经络说、气化说、八纲说、症候说、地面说等，这都是从不同角度去阐释六病的理论，各有千秋。然而，理论阐述无论如何完美，都难以与张仲景的原意吻合，这是个千古难解之谜，我们不妨不先入为主，把它当作一个傻瓜相机，来学习应用，在实践中摸索医圣的用方、用药规律，逐渐在实践中掌握这个"标准"。所以多读经方医案，也是掌握经方用药法度乃至六病医理的捷径。在以后的各讲中，我会联系我自己的实践经验，联系《伤寒论》与《金匮要略》的具体条文与方证来和大家再共同学习。

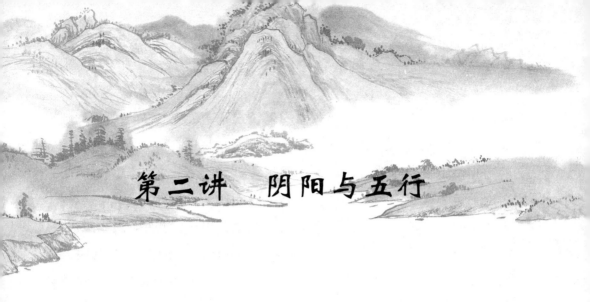

第二讲　阴阳与五行

　　阴阳、五行是挂在中医大夫嘴边的词汇，他们总是在说阴阳、五行，给人一种云里雾里的感觉。阴阳、五行到底是什么？从哪里来？所指为何？有什么深刻的内涵？学习中医为什么要学习阴阳、五行？这些都是要先搞清楚的基本问题。下面就带您学习阴阳、五行的知识，为形成中医的正确思维、深入学习、应用中医打下基础。

　　阴阳五行的概念贯穿在中医的基础理论、疾病认识与治疗法则中，这是个很奇怪的现象，为什么，还要从什么是阴阳、五行的起源说起。

　　一般来说，华夏文明原始认识自然的规律都离不开阴阳理论，阴阳的概念最早来自《易经》，"一阴一阳之谓道"，"道"是表示自然之理的一个术语，本意是道路或道理，可以理解为自然的法则与规律，故有"道法自然"之言语，自然界一切事物变化的规律都可以阴阳之理来概括，而阴阳本身，只是用来阐述自然之理的一个工具，按现在的语言来说就是个辩证法而已，故言"阴阳者，有名而无形"，所谓名，就是一个概念，所谓形，就是事物具体的形象。《素问·阴阳离合论》曰："阴阳者，数之可十，推之可百，数之可千，推之可万，万之大不可胜数，然其要一也"，意思就是说，阴阳本身是有名无形的，是个概念，是个工具，而它的内涵、外延与应用是无穷的，能认识任何事物的变化规律，推衍可十，可千，可万，乃至于不可胜

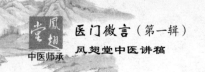
数。《周易·系辞》曰："古者庖牺氏（伏羲）之王天下也，仰则观象于天，俯则观法于地，视鸟兽之文（纹）与地之宜，近取诸身，远取诸物，于是始作八卦，以通神明之德，以类万物之情"，说明阴阳之理不是哪一个人的一念之作，乃是古人通过长期对自然界的观察总结而来的一个说理工具。医学如同其他学科一样，也引入了阴阳的概念来阐述理论。《素问·阴阳应象大论》曰："阴阳者，天地之道也，万物之纲纪，变化之父母，生杀之本始，神明之府也，故治病必求于本"，就是说阴阳的道理就是天地运动的道理，是万事万物变化的法则，"本始"，天地万物本于阴阳法则，才有各种变化。此即所谓阴阳应象，象，形象，阴阳的道理从可视、可知、可察的自然界万事万物的形象归纳而来，反过来，从形象又可推断未知事物的阴阳属性。

行，本意道路，《说文》："行，道也"，延伸意义就是运行。五行学说大约起源于殷周时期。《尚书·大传》："水火者，百姓之所饮食也，金木者，百姓之所兴生也，土者，万物之所资生，是为人用。"由于水、火、木、金、土是与人生活密切相关的五种物质，人都用之，废一不可，而且它们之间又互相联系，互相制约，所以古人利用它们的特性，相互依存、不可分离的关系，对自然界的一切事物进行归纳和说明，于是乎，原始的五行概念就被抽象化形成了五行学说，与阴阳一起，成了古代认识和分析事物的理论工具，而且被运用到各个学科中去，在当时的条件下，医学也利用这个工具来阐述自己的理论。所以不能把阴阳、五行看得太玄乎，它们只是工具而已，阴阳就是大的原则，是辩证法，而五行就是对阴阳的具体分析，是方法论。《素问·至真要大论》："夫百病之生也，皆生于风寒暑湿燥火，以之化之变也。经言盛者泻之，虚者补之，余锡以方士，而方士用之，尚未能十全，余欲令要道必行，桴鼓相应，犹拔刺雪污，工巧神圣，可得闻乎？岐伯曰，审察病机，无失气宜，此之谓也，"各种疾病的发生，都是生于风、寒、暑、湿、燥、火六气的运动与变化。经书说，盛就应该泄，虚就应该补，我把这些方法都教给了医生，而他们运用后不能收到十全十美的效果，我想使这些重要的理论得到很好的运用，能够收到桴鼓相应的效果，像拔除棘刺、洗雪污浊一样，都能够达到工巧神圣的程度，可以讲给我听吗？岐伯说，仔细观察疾病的法则，不违背调和六气的原则，就可以达到这个目的。又说，谨守病机，各司其属，有者求之，无者求之，盛者责之，虚者责之，必先五胜，疏其血气，令其调达，而致和平，此之谓也。谨慎地守查病机，了解各种症候的所属，有五行之邪要加以推求，无五行之气也要加以推求，盛要看为什么盛，虚要看为什么虚。一定先分析五行中何气所胜，五脏中何脏受病，疏通血气，使调和畅通，归于平和，就是这个道理。

定位、定性、定量分析五脏相互的关系，以及在疾病中五脏的盛衰，就具体运用到阴阳、五行了。那么阴阳、五行到底有什么特性，有什么具体内涵，它们之间又有什么密切的关系呢？

阴　阳

先学习《素问·阴阳应象大论》的一些章节。

"故积阳为天，积阴为地。阴静阳躁，阳生阴长，阳杀阴藏。阳化气，阴成形"。以天地来看，天是阳气的积聚，为阳，地是阴气的凝结，为阴。从动静来说，阳性多动，阴性多静，阳动而主生发，阴静而主长成，若阳气与阴气太过，就会杀害与收藏。比对来说，阳是事物变化的内在动力，所以能"化气"，是功能的代名词，阴是经过变化以后的物象，所以能"成形"，是形象的代名词。从天地之象，动静之机，生长之常、杀藏之变、化气成形，来说明阴阳的本质。

　　"寒极生热，热极生寒。寒气生浊，热气生清。清气在下，则生飧泄。浊气在上，则生膜胀。此阴阳反作，病之逆从也"。气温低到极点，就会转化逐渐生热，气温高到极点就会逐渐转化生寒，是大自然的规律，周而复始。寒气是重浊的，如履霜坚冰至，阴始凝结，热气是清扬的，如雾露化为云，阳始布施，这说的是天地的气象；在人若清气不升而在下，如雾露不升为云，则生泄泻，浊气若不降而在上，如阴霾不化雨下降，则生胀满，所以说是"阴阳反作"，因违背了阴阳之理。

　　"故清阳为天，浊阴为地。地气上为云，天气下为雨，雨出地气，云出天气。故清阳出上窍，浊阴出下窍；清阳发腠理，浊阴走五脏；清阳实四肢，浊阴归六腑。水为阴，火为阳。阳为气，阴为味"。法象天地认识阴阳，天气清静，是为阳，地气重浊，是为阴。地上的水经过太阳蒸发上升为云，天上的云积聚多了会下降为雨，如此循环，所以说雨是地气所化，云是天气所化。在人也如此，人有九窍，清阳之气走上窍，浊阴之气走下窍；轻清的阳气充实四肢，重浊的阴气归属六腑。若论水火，则火性炎上为阳，水性润下为阴；若说药物的气味，气轻清为阳，味重浊为阴。

　　从一些自然的现象看出来阴阳的基本属性，相对来说，阴是静止的，阳是躁动的，阴是重浊的，阳是轻清的，阳是灼热的，阴是寒凉的等，这就叫法象，效法自然之象，对应前边所说的，阴阳本身有名而无形，当可落实到具体的事物与现象中来才有意义。脏腑功能、病因、病机、病态、治则等很多都在法象。

　　然阴阳之中还可分阴阳，叫"阳中有阴，阴中有阳"，一分为二，数之可十，推之可百，数之可千，推之可万。《素问·金匮真言论》："平旦至日中，天之阳，阳中之阳也；日中至黄昏，天之阳，阳中之阴也；合夜至鸡鸣，天之阴，阴中之阴也；鸡鸣至平旦，天之阴，阴中之阳也。"白天属阳，平旦，也就是太阳出地平线的时候，从平旦一直到中午，为阳中之阳。中午到黄昏，则属阳中之阴。太阳入地平线了进入黑夜属阴，到了半夜十二点，也就是子时第一遍鸡叫了，为阴中之阴。子时到平旦，又属阴中之阳了。一日分四时，与一年分四季周而复始一样。若应到人也如此可分阴阳。"故人亦应之，夫言人之阴阳，则外为阳，内为阴。言人身之阴阳，则背为阳，腹为阴。言人身之脏腑中阴阳，则脏者为阴，腑者为阳。肝、心、脾、肺、肾，五脏皆为阴，胆、胃、大肠、小肠、膀胱、三焦，六腑皆为阳。"体表可见为阳，体内不可见为阴；背与腹相对，则背为阳，腹为阴；脏腑分阴阳，五脏为阴，六腑为阳。"故背为阳，阳中之阳，心也；背为阳，阳中之阴，肺也；腹为阴，阴中之阴，肾也；阴中之阳，肝也；腹为阴，阴中之全阴，脾也"，背与腹相对来说是阳，那么背这个阳中还有阴阳，里边的阳是心，阴是肺；腹与背相对是阴，其中肾是阴中之阴，肝是阴中之阳，脾是至阴，至，极也，极其阴的意思。"所以欲知阴中之阴，阳中之阳者，何也？为冬病在阴，夏病在阳，春病在阴，秋病在阳，皆视其所在，为施针石也"，是为刺法所为。

"此皆阴阳表里，内外雌雄相输应也，故以应天之阴阳也。"人体阴阳表里、内外雌雄相互联系又相互对应，所以人与自然界的阴阳是相应的，这就是阴阳应象。

从自然界气候与物象的属性来归纳阴阳。

《天元纪大论》："寒暑燥湿风火，天之阴阳也，三阴三阳上奉之。木火土金水，地之阴阳也，生长化收藏下应之。"寒、暑、燥、湿、风、火，是天气候的表现，三阴三阳的变化导致。木、火、土、金、水，是地上的基本物质，生长化收藏应五行之性，就会表现出物象。"在天为气，在地成形，形气相感而化生万物矣。"在天为无形之气，在地为有形之质，形和气互相感召，就能变化和产生万物。"天以阳生阴长，地以阳杀阴藏。"上半年天气主之，春夏可视为天之阴阳，主生主长；下半年地气主之，秋冬可视为地之阴阳，主杀主藏。天气有阴阳，地气也有阴阳，因此说，"阳中有阴，阴中有阳"，这叫阴阳互根，是事物变化的矛盾双方，也是变化内在的动力，就是说无阴则无阳，无阳则无阴，相反、相辅、相成。"动静相召，上下相临，阴阳相错而变由生。"阴阳之道是在动态变化中体现的，故言"太虚寥廓，肇基化元，万物资始，五运终天，布气真灵，揔统坤元，九星悬朗，七曜周旋。曰阴曰阳，曰柔曰刚，幽显既位，寒暑弛张，生生化化，品物咸彰。"宇宙自然有阴阳的属性，幽暗与显明按一定的规律运行，寒暑按季节往来，生生不息，变化无穷，万物不同形象都表现出来了。

《六微旨大论》："升已而降，降者谓天；降已而升，升者谓地。天气下降，气流于地；地气上升，气腾于天。故高下相召，升降相因，而变作矣。"地气上升，升到极点就要下降，故下降是天气的作用；天气下降，但降到极点就要上升，故上升是地气的作用。天气下降，其气乃激荡于地；地气上升，其气乃蒸腾于天。由于天地之气的相互感召，升和降的相互为因，才能不断地发生变化，法象天地可以知道阴阳升降。"出入废则神机化灭，升降息则气立孤危。故非出入，则无以生长壮老已；非升降，则无以生长化收藏。是以升降出入，无器不有。故器者生化之宇，器散则分之，生化息矣。故无不出入，无不升降，化有大小，期有近远，四者之有，而贵常守，反常则灾害至矣。故曰，无形无患，此之谓也"。事物的内部存有生生不息之"神机"，而表象依赖于气化的作用而存在，若出入的功能废止了，则"神机"毁灭，升降的作用停息了，则"气立"危亡。因此，没有出入，也就不会有发生、成长、壮实、衰老与灭亡；没有升降，也就不会有发生、成长、变化、收敛与闭藏。所以升降出入是没有一种事物不具备的。因而事物就像是生化的"器"，若器的形体不存在，则升降出入、生化之机也就停止了。因此说，任何事物都无不存在出入升降之机。变化有大小的不同，时间有远近的区别，不管大小远近，贵在保持正常，如果反常，就要发生灾害。所以说没有了形态，也就无所谓灾害。升降出入是阴阳运动的基本性质，宇宙乃至生命都无不若此。

《素问·举痛论》："善言天者，必有验于人。"黄元御在其著作《四圣心源》开章说："善言人者必有验于天矣！天人一也，未识天道，焉知人理！"《四圣心源·天人解》说："阴阳未判，一气混茫。气含阴阳，则有清浊。清则浮升，浊则沉降，自然之性也。升则为阳，降则为阴，阴阳异位，两仪分焉。"这些论述都形象地说明了阴阳是从自然法象而来。

《阴阳应象大论》："天地者，万物之上下也；阴阳者，血气之男女也；左右者，阴阳之道路也；水火者，阴阳之征兆也；阴阳者，万物之能始也。故曰，阴在内，阳之守也，阳在外，阴之使也。"看天与地，知道万物有上下之分，审查阴阳，知道血与气有男女之别。看左右，知道是阴阳运行的通道，而水火，很明显就是阴阳的表现了。阴阳之道，是一切事物生成的原始规律。所以说，阴在内，是阳的基础；阳在外，是阴的使者。

"法阴阳奈何？岐伯曰，阳胜则身热，腠理闭，喘粗为之俯仰，汗不出而热，齿干以烦冤，腹满死，能冬不能夏。阴胜则身寒，汗出，身常清，数栗而寒，寒则厥，厥则腹满死，能夏不能冬。此阴阳更胜之变，病之形能也。"法，效法、取法，法阴阳就是按阴阳的道理分析。那么对人的疾病怎样法阴阳呢？岐伯说，阳气太过身体就会发热，腠理紧闭，气息急迫而喘，深呼吸一俯一仰很难受。若汗不出，则热不散，牙齿干燥，心里烦闷，若再有腹部胀满的感觉，更会阻碍气息，那就危险了。若考虑外界的气温则经冬天好受，而耐不起夏季的炎热。阴气太过身体就会恶寒，若再出汗，身上就会时常觉得冷，不停地打寒战，会出现手足厥冷的现象，若再腹部胀满，水谷难入就可能是死症了。夏天炎热还好过，而加以冬天的寒冷就难过了。这是阴阳偏胜的变化引起的疾病的形态啊！

《素问·阴阳应象大论》："善诊者察色按脉，先别阴阳。审清浊，而知部分，视喘息，听音声，而知所苦，观权衡规矩，而知病所主，按尺寸，观浮沉滑涩，而知病所生。以治无过，以诊则不失矣。"善于看病的医生，首先要辨明病的属性是阴还是阳，看气色，审察五色的清浊，从而知道哪里有病；看病人喘息的状态，听他说话、呼吸的声音，知道病痛所在；看四时不同的脉象，因而知道病生在哪一脏腑；触摸皮肤温度，切脉的浮沉滑涩，而知道病所生的机制。在治疗上，就可以没有过失，因为在诊断上没有错误。

综上所述，可见法阴阳之象渗透到中医理论的各个方面，并且具体运用到实践之中。效法自然物候的变化，可知天人一体。人也一小天地，生理活动要符合自然的规律，违背了自然规律就会产生疾病，这个不一定是在短时间内可以看出来，有个量变到质变的过程。"成败倚伏生乎动，动而不已，则变作矣"。那么如何具体分析阴阳与具体运用，就要说到五行理论了。

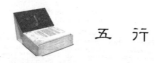

五　行

《尚书·洪范》："五行，一曰水，二曰火，三曰木，四曰金，五曰土。水曰润下，火曰炎上，木曰曲直，金曰从革，土爰稼穑。润下作咸，炎上作苦，曲直作酸，从革作辛，稼穑作甘。"五行，第一叫水，第二叫火，第三叫木，第四叫金，第五叫土。水向下面润湿，火向上面燃烧，木可以弯曲伸直，金属可以加工成不同形状，土可以种植庄稼。向下湿润的水产生咸味，　向上燃烧的火产生苦味，可曲可直的木产生酸味，可改变形状的金属产生辣味，可种植庄稼的土产生甜味。

《素问·宝命全形论》："木得金而伐，火得水而灭，土得木而达，金得火而缺，水得土而绝，万物尽然，不可胜竭。"从五行的变化分析，木遇到金，就能被砍伐；火遇到水，就能被熄灭；土地有植物，就能疏松；金遇到火，就能熔化；水遇到土，就能遏止。这些变化，万物都是一样的，不胜枚举。

这些文字一方面说明了五行的具体涵义，另外一方面又说明可以根据这些内涵归纳一切相类的事物或现象的属性，要明白这些先要说说五行的各自属性。

木行。木行以自然的木来法象。木具有能弯曲和伸直的特点，所以说"木曰曲直"。自然界的一切具有能屈能伸的事物与现象，都归纳在木行的范围。在五行中，受自然风影响最易摇动的就是木，看色青便知春来，又春风从东来，所以，木色青，在方位与东紧密联系，其位东，木也就称为风木，东方木。春天气候温和，植物发生，生机盎然，故木行在季节为春。木要生长，不可压抑，所以它又喜伸展。故曲直、易动、喜伸展是木行的三大特性。引申意义凡是具有生长、升发、条达、舒畅等作用或性质的事物、现象，均归属于木行。

火行。火行以自然的火来法象。火具有向上燃烧和旺盛的特点，又可产生热，所以说"火曰炎上"。自然界的一切具有炎上特点的事物与现象，都归纳在火行的范围。在五行中，火是具有红亮特点的一行，会产生热，南方气候炎热，南方与火紧密联系，故火色红，方位在南，火也就被称为火热，南方火。夏季炎热，酷暑难耐，万物貌象，故火行在季节为夏。引申意义凡是具有炎热、明亮、升腾等作用或性质的事物、现象都归属于火行。

土行。土行以自然的土来法象。土能够种植庄稼，所以说"土爰稼穑"，又土能够承载万物，自然界一切能够载物的事物与现象，都归纳在土行的范围。在五行中，土具有能生长万物的特点，能与人提供五谷。土中有水，不可干燥，干燥则不可生物，所以土被称为湿土，无论在何处，地在脚下，故土位在中，土又称为中土，又土黄而可见，故其色黄。因土载物，无土行则无其他四行，故有"土载四行""土为万物之母"之说。引申意义凡是为具有生长、承载、受纳作用或性质的事物、现象，均归属于土行。

金行。金行以自然的金来法象。金性凝结坚硬，作利器，可使物变革，所以说"金曰从革"。金有肃杀之象，肃清、杀灭，又金性沉降，所以自然界一切有收敛、肃杀、沉降特点的事物与现象，都归纳在金行的范围。在五行中，金性干燥，故金被称为燥金，西方干燥少雨水，对应金的干燥之象，故金位西方，金又称为西方金。金属可产生光泽，与白色匹配，其色白。秋季植物凋零，有肃杀之象，所以金行在季节为秋。

水行。水行以自然的水来法象。水能滋润万物，润万物者莫润乎水。水又有向下行的特点，一切液体类的物质都有此特性。水与土、木、火、金一样与人息息相关，其在五行排在第一位，一起作用而滋养有生命的万物。水在自然情况下是冷的，故水行又称为寒水，冬季寒冷，水行应象季节为冬，北方相对来说气温低，水行在方位为北，被称为北方水。到了冬天，生物蛰伏，不再生长、活动，故水行又有闭藏之象。自然界一切有滋润、寒冷、向下、闭藏作用的事物与现象都归纳在水行。

水火金木是谓四象。黄元御在《四圣心源·天人解·阴阳变化》里说："阴阳未判，一气混茫。气合阴阳，则有清浊。清则浮升，浊则沉降，自然之性也。升则为阳，降则为阴，阴阳异位，两仪分焉。清浊之间，是谓中气。中气者，阴阳升降之枢轴，所谓土也。枢轴运动，清气左旋，升而化火；浊气右转，降而化水；化火则热，化水则寒，方其半升，未成火也，名之曰木；木之气温，升而不已，积温成热而化火矣；方其半降，未成水也，名之曰金；金之气凉，降而不已，积凉成寒，而化水矣。水火金木，是名四象，四象即阴阳之升降，阴阳即中气之浮沉。分而名之，则曰四象。合而言之，不过阴阳。分而言之，则曰阴阳。合而言之，不过中气所变化耳。四象轮旋，一年而周。阳升于岁半之前，阴降于岁半之后。阳之半升则为春，全升则为夏，阴之半降则为秋，全降则为冬。春生夏长，木火之气也，故春温而夏热，秋收冬藏，金水之气也，故秋凉而冬寒，土为专位，寄旺于四季之月各十八日，而其司令之时，则在六月之间，土合四象，是谓五行也。"他很直观明了地诠释了阴阳与五行之性。这个诠释其实就是来自于天象，春天木象，气温上升，升者谓之旋，到了夏天就是热的火象，火热之极，气温下降，降者谓之转，到秋天成降敛之金象，下降到极点，就成了冬闭藏之水象。四象其实就是阴阳生长收藏的变化，四象合土，即为五行，故五行若分阴阳性质，则木火为阳，金水为阴，土就是四象阴阳运动的枢轴，所以叫中气，没有地坤之土，不可载物，则四象子虚乌有，所以说土无专位，寄旺四季。五行各有属性，它们相互依存，不可分离。那么它们的关系是如何符合阴阳之理而互相产生关系的呢？这个还要分而述之。

从生活实践中可以看到，木可以点着而生火，那么木就对火有资生助长的作用，火烧过后产生灰烬，就成了土，也可法象天日为火，若无光和热，土地不可能生长出庄稼，这也叫火生土；金属物质存在土中，从土中冶炼，故说土生金，金又可在火的作用下熔化成液态，就成了水象，所以说金生水，而木的生长，必须有土的承载与水的滋润，就有了水生木，故木火土金水依次相生。前边说过而且解释了"木得金而伐，火得水而灭，土得木而达，金得火而缺，水得土而绝，万物尽然，不可胜竭"，依次关系是，木土水火金相克。任何一行都与他行发生关系，都有生我，我生，克我，我克的四种关系。比如，我为木行，那么我生者火行，而生我者水行；克我者金行，我克者土行。以木行为例，来说明与其他四行发生生克关系，互相制约，这个就叫生克制化。其中，生我、我生是母子关系，生我为母，我生为子；克我为主，我克为从，故我生我克又叫主从关系。母强子也强，母弱子也弱，母病可及子，同样，子病也可影响母。主太强，则从会受到过多的约束，就会限制从的正常作用，从太强，则主就不能正常地约束从，而出现反克或反侮的现象。黄元御又说"五行之理，有生有克。木生火，火生土，土生金，金生水，水生木；木克土，土克水，水克火，火克金，金克木；其相生相克，皆以气而不以质也，成质则不能生克矣"，若成质而静止，不运动就不会有生克的关系了，互生互克有制而变化，"成败倚伏生乎动，动而不已，则变作矣"。

《素问·六微旨大论》："亢则害，承乃制，制则生化，外列盛衰，害则败乱，生化大病。"事物的变化，必有内在的力量，则五行的运行，会产生一行亢盛的现象，就有了盛衰盈虚，这个力量相对不平衡的对比，是事物运动的力量源泉，所以"亢"是发生运动的必要条件，若亢而无序，就是无制，因此它行就会来约束这种亢盛的力量，在运动中寻求相对的平衡，这就是"承"。若以四时之气来论，表现为气盛者必衰，衰者必盛，若亢盛过度则为害，生化之机紊乱，在人必然发生大病。天人一理，互相制约才能有有序的变化。黄元御又说："木性发散，敛之以金气，则木不过散。火性升炎，伏之以水气，则火不过炎。土性濡湿，疏之以木气，则土不过湿。金性收敛，温之以火气，则金不过收。水性降润，渗之以土气，则水不过润，皆气化自然之妙也。"这些现象都是自然界的奥妙，在人也是如此。

《素问·气交变大论》："夫五运之政，犹权衡也，高者抑之，下者举之，化者应之，变者复之，此生长化成收藏之理，气之常也，失常则天地四塞矣。故曰，天地之动静，神明为之纪，阴阳之往复，寒暑彰其兆，此之谓也。"五运的作用如同权衡，太过的就要压抑，不及的就要升举，使与正常的变化相应，使异常的复原，这是万物生长化收藏的自然道理，四时气候次序的常规，如果失去了正常的规律，则天地四时之气就会闭塞不通了。所以说，天地的动静、日月星辰的运行可以作为参照，阴阳的往来、寒暑的更替就是征兆，就是这个意思。

《素问·五运行大论》："气有余则制己所胜而侮所不胜，其不及，则己所不胜侮而乘之，己所胜轻而侮之。侮反受邪，侮而受邪，寡于畏也"，五行也符合这个规律，比如木行有余，就克制自己能克制的土行，而又能反过来欺侮能克制自己的金行；若木行不足，则克制木行的金行趁其不足而来欺侮，木行所能克制的土行也轻蔑地欺侮木行。反侮金行反而自己会受到伤害，被金行欺侮同样也会受到伤害，是因为木行失去了制约的力量。

五行之间的生克是正常的关系，生克是为了互相制约而变化，是维持五行运动的原始动力，而某行力量若过大就叫太过，力量太弱就叫不及，就会发生相乘、相侮。相侮就是在不及的情况下产生的反克，比如水本克火，如果水太少不足以灭火，那么水就会被火反克而烧干。相乘与相克类似，而性质与相克却截然不同，是由于某行太过而产生的过度的克制，还往往与相侮同时出现，如火太过，不仅会反克水，火同时也会对金发生过度而毫无顾忌地克制就成了相乘。火太过失去了水的制约，在侮水的情况下同时对金发生相乘，水本为金所生，水在金受到过度的克制发生相乘的情况下就会越来越少，那么火就会愈来愈无制了，所以往往相侮与相乘同时出现，损害愈大。发生了相侮、相乘的情况，如此继续下去会有更加糟糕的结局，系统会更加不稳定，那么有没有什么力量来维持这种糟糕的局面呢？由于太过或不及而发生对"己所胜"的过度克制，成为"胜气"，狂傲不羁的胜气在系统内必然会遭到一个来自他行的报复而将其压制，这个能报复"胜气"之气就叫"复气"，还如上例，火行太过，作为"胜气"乘金，金行太衰弱就会对它正常相克的木行失去制约作用，木行就会偏胜，会以偏胜的力量去乘土（过度的克制），土行受制会减弱克水

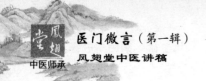

之力量，那么水行就会旺盛起来把太过而肆无忌惮的火行压制下去，从新寻求相对的新的平衡。在这里，火为元凶是"胜气"，水就是来重新恢复系统平衡的力量叫"复气"。所以，胜、复是五行系统在过度损害的情况下，各行都会参与的一种自我调节、自我修复模式。生克制化，相侮、相乘、太过、不及、胜气、复气，这些内涵就是五行的相互复杂关系。这个很重要，在分析病机、探求治法时都会运用到。

 ## 阴阳五行学说的应用

五行也同阴阳学说一样，在中医学中运用极其广泛。阴阳是总的原则，而五行就是分析阴阳的具体运用；阴阳是纲，五行是目，纲举目张。特别是细节到具体问题，多可以五行之性、生克乘侮胜复等关系来分析。阴阳无处不在，数之可十，推之可百，数之可千，推之可万。五行也有阴阳。阴阳、五行不可分离，故阴阳五行常常并称。若以现在的语言来说，阴阳就是辩证法，五行就是方法论。在中医学中，人体所有器官以及功能，所有致病因素，所有疾病的病机，所有治疗法则等，都可以阴阳五行来归纳表述。木火土金水五行二分阴阳，也即为每行之中都可再分阴阳，一分为二为对待。若要具体地表述阴阳、五行，得有个标记，那就不得不说到天干与地支。天干、地支，是二十二个文字，分为十天干，十二地支，甲、乙、丙、丁、戊、己、庚、辛、壬、癸，是为十天干，子、丑、寅、卯、辰、巳、午、未、申、酉、戌、亥，是为十二地支，可以表述数的具体运用，也即是数理。天干、地支的运用也是中华民族传统文化的精髓，首先用在记年、记月、记日、记时，合在一起运用纪年就叫甲子，六十年一周期。它的起源到现在还是个谜，不过我们知道它怎么在医学中运用就可以了。数可分阴阳，那就是单数是阳，双数是阴，既然归属于阴阳那就给予了阴阳的属性。天干按照数的阴阳排序，甲、丙、戊、庚、壬是单数，就为阳干；乙、丁、己、辛、癸是双数，就是阴干。再归纳五行于十干中，那么就是甲乙木、丙丁火、戊己土、庚辛金、壬癸水，甲为阳木，乙为阴木，他行仿此。若配合脏腑有歌曰"甲胆乙肝丙小肠，丁心戊胃己脾乡；庚属大肠辛属肺，壬属膀胱癸肾脏"。地支按照数的阴阳排序，子、寅、辰、午、申、戌单数为阳，丑、卯、巳、未、酉、亥双数为阴。地支常用来归纳时辰的顺序，一日分为十二时，每个时辰是二小时，子时为夜半，夜间23点到次日1点，依此类推。若以地支配合十二时辰归纳脏腑有歌曰"肺寅大卯胃辰宫，脾巳心午小未中；申胱酉肾心包戌，亥焦子胆丑肝通"。脏腑之气运行按照时间排序，叫子午流注。地支还可以用来归纳六气，曰"巳亥厥阴风木，子午少阴君火，寅申少阳相火，丑未太阴湿土，卯酉阳明燥金，辰戌太阳寒水"。天干、地支用来归纳六气、脏腑的阴阳属性的具体运用在以后讲到治疗时再细说。

五行在运动中有"平气""不及""太过"。平气时，木曰敷和，火曰升明，土曰备化，金曰审平，水曰静顺；不及时，木曰委和，火曰伏明，土曰卑监，金曰从革，水曰涸流。太过时，木曰发生，火曰赫曦，土曰敦阜，金曰坚成，水曰流衍。所谓平气，木称为"敷和"，散布着温和之气，使万物荣华；火称为"升明"，明朗而有盛长之气，使万物繁茂；土称为"备化"，具备着生化万物之气，使万物具备形体；金称为"审平"，发着宁静和平之气，使万物结实；水称为"静顺"，有着寂静和顺之气，使万物归藏。如果不及，木称为"委和"，无阳和之气，使万物萎靡不振；火称为"伏明"，少温暖之气，使万物暗淡无光；土称为"卑监"，无生化之气，使万物萎弱无力；金称为"从革"，无坚硬之气，使万物质松无弹力；水称为"涸流"，无封藏之气，使万物干枯。如果太过，木称为"发

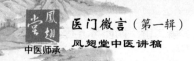

生"，过早地散布温和之气，使万物提早发育；火称为"赫曦"，散布着强烈的火气，使万物烈焰不安；土称为"敦阜"，有着浓厚坚实之气，反使万物不能成形；金称为"坚成"，有着强硬之气，使万物刚直；水称为"流行"，有溢满之气，使万物漂流不能归宿。

阴阳、五行从自然法象中来，成为中医运用的说理工具，但是也不可机械地照搬，要活学活用才是，在经典中已经说到这个问题，如《素问·六元正纪大论》所说，"至高之地，冬气常在，至下之地，春气常在，必谨察之"，即使在春夏季节，高山上也是冬天的气候，假若在秋冬季节，低洼的地方也是像春天般温暖。所以要根据实际情况具体地分析。这虽然是在说五运六气、自然气候，也同时告诫不可死搬硬套阴阳、五行的理论。在一些中医古籍里，有医家按照五运六气分析，胪列方药于六十年甲子的每一年，机械套用，实不足取。徐春甫所撰《古今医统大全》第五卷《运气易览》说，"百里之内，晴雨不同，千里之帮，寒暑各异，此方土之候，各有不同，所生之病，多从土著，焉可皆以运气相比例哉？务须随机达变，因时识宜，庶得古人未发之旨，而能尽其不言之妙也"。徐大椿也说，"当时圣人不过言天地之气运行旋转如此耳，至于人之得病，则岂能一一与之相合，一季之中，不许有一人生他病乎？"《素问·玉机真脏论》说的"五脏相通，移皆有次，五脏有病，则各传其所胜"，意思是五脏相互通连，精气的转移都有一定的次序。假如五脏有病，则各传其所胜，就是按照五行相克传变，这是一般规律。经典中又有"肾移热于脾""脾移寒于肝""胞移热于膀胱""膀胱移热于小肠""大肠移热于胃""胃移热于胆""胆移热于脑"等五脏六腑寒热相移的情况，并非认定疾病一定按照五行相克的顺序来传变，所以在实践中一定要"必应于人"，实事求是。尽管阴阳、五行学说在中医学中的地位很高，甚至还难以弃之不用，但是要清醒地认识到，它们也只是个说理工具而已。

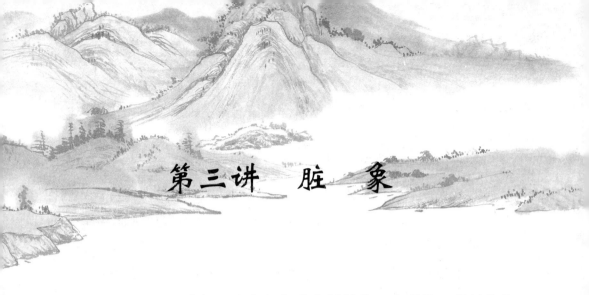

第三讲　脏　象

　　了解一点现代医学知识的人都知道有解剖学、生理学。解剖学是研究人体的结构，生理学是研究脏腑功能及内在的互相联系的。那么中医有没有解剖学、生理学呢？答案是肯定的。中医的解剖学由于时代的局限比较原始，然而生理学知识却很丰富。既然解剖学比较原始，又没有实验室基础，怎么来的生理学知识呢？那就是在原始的解剖学基础上，根据生命活动的外在征象，在长期的医学实践中总结、衍生出来的脏象学。下面带您走近脏象学，看看中医所讲述的生理学有哪些丰富的内涵及与现代医学不同的特点。

　　脏居内，而象见外，谓之脏象。脏这个字，原来是藏字，隐藏的意思，象，谓之形象，藏居于内，形见于外，故曰藏象，现在通行就把藏象称之为脏象。脏象，就是人内在的脏器生理活动在外表现的征象，无病谓常，有病为变，常有常象，病有病象，按照现在的语言来说就是生理功能和病理现象，但是脏象多还是说的脏腑的生理活动在外表现的形象。脏象一词首见于《素问·六节藏象论》，"帝曰，脏象何如？岐伯曰，心者，生之本，神之变也；其华在面，其充在血脉……。"脏象虽然以脏言象，也包括六腑在内，是以五脏为中心的功能系统。前边我们粗略学习了阴阳、五行，脏象就是以阴阳五行来归纳的。古人对生理的研究，不像现代医学这样以精细的解剖为基础，那时候也有解剖，是比较粗浅的，如《灵枢·经水》所说，"若夫八尺之士，皮肉在此，外可度量切循而得之，其死可解剖而视之。其藏之坚脆，腑之大小，谷之多少，脉之长短，血之清浊，气之多少，十二经之多血少气，与其少血多气，与其皆多血气，与其皆少血气，皆有大数。"在其他如《肠胃篇》《本脏篇》《平人绝谷篇》等都有脏器大小形象的描述。从中可以看出，古人对人内脏的原始认识也是从解剖中来的，脏器的名词也以象形文字来表述。随着儒家思想对人的禁锢以后，古人对解剖没有实质的再进展，在原始的解剖基础上，以取象比类的方法形成了脏象学说。所谓学说，并不一定是真理，但是随着对学说的实践，会越来越明晰，脏象学说就是在医学实践中把脏器、经络、骨骼、筋膜、肌肉、皮部等人体所有组织器官都归纳在以五脏为中心，以阴阳、五行学说为工具来阐述生理、病理的学说，形成了一个有机的整体而不可分割。基于脏象学说的起源，可以看出它的特点，就是重功能而轻形质。在医学实践中考察人体的生命活动时，以功能活动的动态形象为本，而少考虑导致活动形态的器官和物质，当涉及器官与形象的关系时，着重的不是器官，而是其形象，并且以功能的形象来揣测其器官的状态，所以，脏象学说以象定脏，就这个层面讲，脏象就是人体内脏生理功能活动表现的外在征象。而且，脏象以阴阳、五行来归纳，就在不知不觉中也与天地、自然形成了一个不可分割的整体，形成天地人相呼应、天人一体观的独特医学理论。那么，脏象学说这个功能模型是怎样来归纳脏器与形象的呢？那就是以实质的心、肝、脾、肺、肾五脏为中心，以胆、胃、大肠、小肠、三焦、膀胱等六腑为联系，以气血精津液等为物质基础，通过经络内而五脏六腑，外而形体官窍所构成五个相对稳定的功能系统，这五个系统不仅都受天地四时阴阳变化的影响，同时互相之间也紧密联系不可分割，叫"四时五脏阴阳"，因此，不能以现代解剖学、生理学、病理学的观点去理解，应该把它看成中医认识、研究机体生理功能与病理变化的理论概括。

《素问·阴阳应象大论》："东方生风，风生木，木生酸，酸生肝，肝生筋，筋生心，肝主目。……在天为风，在地为木，在体为筋，在脏为肝，在色为苍，在音为角，在声为呼，在变动为握，在窍为目，在味为酸，在志为怒。怒伤肝，悲胜怒，风伤筋，燥胜风，酸伤筋，辛胜酸。"东方为木的方位，春风从东来，风为木的本气，得风能生发，木酸味，酸味能养肝，肝血能养筋，又能养心，肝气上通于目，所以目为肝窍。在天表现为五运的风，在地是为五行的木，在人体中则为筋，在五脏中则为肝，在五色中则为苍，在五音中则为角，在五声中则为呼，在人体的变动中则为握，在七窍中则为目，在五味中则为酸，在情志中则为怒。怒能伤肝，但悲伤能够抑制怒；风气伤筋，但燥能够抑制风；过食酸味能够伤筋，但辛味能够抑制酸味。

"南方生热，热生火，火生苦，苦生心，心生血，血生脾，心主舌。其在天为热，在地为火，在体为脉，在脏为心，在色为赤，在音为徵，在声为笑，在变动为忧，在窍为舌，在味为苦，在志为喜。喜伤心，恐胜喜，热伤气，寒胜热，苦伤气，咸胜苦。"南方气候炎热，热极就能生火，火焦物而生苦味，苦味入心，心可生血，血能养脾，舌为心苗，心灵舌灵。在天表现为五运的热，在地就为五行的火，在人体为血脉，在五脏为心，在五色为赤，在五音为徵，在五声为笑，在人情志变动为忧，在七窍为舌，在五味为苦，心的情志为喜，过喜反而伤心，但恐能抑制喜；热伤气，寒能抑制热；苦味伤气，咸味能抑制苦。

"中央生湿，湿生土，土生甘，甘生脾，脾生肉，肉生肺，脾主口。其在天为湿，在地为土，在体为肉，在脏为脾，在色为黄，在音为宫，在声为歌，在变动为哕，在窍为口，在味为甘，在志为思。思伤脾，怒胜思，湿伤肉，风胜湿，甘伤肉，酸胜甘。"中央潮湿，湿则土气生长，土生庄稼味甘，甘味能养脾气，脾滋养肌肉，肌肉紧则肺气足，脾的精华在唇。在天表现为五运的湿，在地为五行的土，在人则为肌肉，在五脏为脾，在五色为黄，在五音为宫，在五声为歌，在人的病变为干呕，在七窍为口，在五味为甘，脾所主情志为思。过度思虑则伤脾，但怒气能抑制思虑；湿伤肌肉，风气能胜湿气；过食甘味伤脾则伤肌肉，但酸味能抑制甘味。

"西方生燥，燥生金，金生辛，辛生肺，肺生皮毛，皮毛生肾，肺主鼻。其在天为燥，在地为金，在体为皮毛，在脏为肺，在色为白，在音为商，在声为哭，在变动为咳，在窍为鼻，在味为辛，在志为忧。忧伤肺，喜胜忧，热伤皮毛，寒胜热，辛伤皮毛，苦胜辛。"西方气候干燥，燥则金气旺，金生辛味，辛味养肺，肺气滋养皮毛，皮毛润泽又滋生肾水，肺窍在鼻。在天表现为五运的燥，在地为五行的金，在人为皮毛，在五脏为肺，在五色为白，在五音为商，在五声为哭，在人的病变为咳，在七窍为鼻，在五味为辛，肺所主情志为忧。过度忧伤则伤肺，喜能抑制忧；热伤皮毛，寒能制热；辛味伤皮毛，但苦味能抑制辛味。

"北方生寒，寒生水，水生咸，咸生肾，肾生骨髓，髓生肝，肾主耳。其在天为寒，在地为水，在体为骨，在脏为肾，在色为黑，在音为羽，在声为呻，在变动为慄，在窍为耳，在味为咸，在志为恐。恐伤肾，思胜恐，寒伤血，燥胜寒，咸伤血，甘胜咸。"北方寒冷，寒生水气，水气能生咸味，咸味能养肾气，肾气能长骨髓，骨髓又能养肝，肾气与耳相关联，耳是肾窍。在天为五运的寒，在地为五行的水，在人体为骨髓，在五脏为肾，在五色为黑，在五音为羽，在五声为呻吟，在人体的变动为战栗，在七窍为耳，在五味为咸，在情志变动为恐。恐伤肾，但思能抑制恐；寒伤血，但燥能抑制寒；咸伤血，但甘味能抑制咸味。

上述以五方之位入手，以五行来应对五脏，衍射归纳与五脏的密切关系以及所属的五色、五味、五志、五声、五体、五官等，就是脏象学说的框架；以阴阳、五行之象来应对五脏而说五脏之象，就是阴阳应象。脏象之脏，并非只是言脏，其他器官也归纳在五脏系统之中，那就是六腑。我们先学习五脏六腑的名称，以及它们都有何功能。

《素问·灵兰秘典论》："黄帝问曰，愿闻十二脏之相使，贵贱何如？岐伯对曰，悉乎哉问也，请遂言之！心者，君主之官也，神明出焉。肺者，相傅之官，治节出焉。肝者，将军之官，谋虑出焉。胆者，中正之官，决断出焉。膻中者，臣使之官，喜乐出焉。脾胃者，仓廪之官，五味出焉。大肠者，传导之官，变化出焉。小肠者，受盛之官，化物出焉。肾者，作强之官，伎巧出焉。三焦者，决渎之官，水道出焉。膀胱者，州都之官，津液藏焉，气化则能出矣。凡此十二官者，不得相失也。故主明则下安，以此养生则寿，殁世不殆，以为天下则大昌。主不明则十二官危，使道闭塞而不通，形乃大伤，以此养生则殃，以为天下者，其宗大危，戒之戒之。"黄帝问道，想听一下人体六脏六腑这十二个器官的各自职责与分工、又有无贵贱如何？岐伯回答说，您问得真详细哦，请让我说说这个问题。心，主宰全身，是如一国君主那样的器官，精神、意识、思维活动都由此而出。肺，犹如相国而辅佐着君主，是相傅的器官，主一身之气而调节全身的活动。肝，如将军而勇武，故称为如将军的器官，谋略由此而出。胆，刚正果敢，具有决断能力，就是中正的器官，膻中，围护心而接受其命令，心志的喜乐靠它传达出来，所以是如臣使的器官。脾和胃主司饮食的受纳和消化，如蓄藏五谷的仓廪之所，故而叫仓廪之官，五味的营养靠它们的作用而得以消化、吸收和运输。大肠，能传送食物的糟粕，使其变化为粪便排出体外，所以叫传导之官。小肠是受盛之官，能承受胃中下行的食物而进一步分化清浊，吸收精华，排泄糟粕。肾，是作强之官，它能够使人发挥强力而产生各种技巧。三焦，能够调节通行水道，犹如疏通河道的器官，叫决渎之官。膀胱位置最

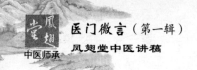

低，是如州都的器官，能蓄藏津液，经过气化作用，才能排出尿液。以上这十二个器官，虽有分工，但其工作应该协调而不能混乱。所以，君主如果明智，则下属就会安定团结，协调完成生理功能，用这样的道理来养生，就可以使人长寿，终生不会发生重大疾病，以此治理天下，就会使国家昌盛繁荣。君主如果不明智，那么，包括其本身在内的十二器官就都要发生危险，各器官正常作用的途径就会闭塞不通，形体就会受到严重伤害。如此来养生就会遭殃，同样，以此来治理天下，那政权就危险了，千万要慎重再慎重！这段话以国家的官员职责来比喻十二脏腑的功能，是对生理功能的理论性概括，与现代医学的脏器功能有所不同，要有分析地看待。这十二脏腑如何配对来完成生理活动呢？

《灵枢·本输》："肺合大肠，大肠者，传导之腑。心合小肠，小肠者，受盛之腑。肝合胆，胆者中精之腑。脾合胃，胃者五谷之腑。肾合膀胱，膀胱者津液之腑也。少阳属肾，肾上连肺，故将两脏。三焦者，中渎之腑也，水道出焉，属膀胱，是孤之腑也，是六腑之所与合者。"合，有相互配合的意义，是不同的脏腑组合而有不同的功能。肺与大肠相合，大肠是输送小肠已化食物的腑。心与小肠相合，小肠是受盛由胃而来食物的腑。肝与胆相合，胆是接受、储存肝精汁的腑（六腑除胆以外，都是贮藏或转输浊物，只有胆是贮藏精汁，故名）。脾与胃相合，胃是消化五谷的腑。肾与膀胱相合，膀胱是贮存小便的腑。三焦归属肾脏，肾又上连于肺，所以能管领两脏。三焦，也即为少阳，是像在体内中间一样行水的器官，下通到膀胱，水道由此而出，属于膀胱。由于三焦通彻上中下三部，是个至大无偶的腑，没有脏来配合，是一个孤独的器官，所以叫孤腑。这就是六腑与五脏相配合的情况。这种脏腑的相配结合，是有以脏为体，以腑为用之意，脏气行于腑，腑精归于脏，即谓"阴阳表里相输应也"，所以，脏腑的关系，也就是表里的关系。但是要明白，此处的脏腑，非完全是现代医学所说的脏器，因为现代医学是借中医学的脏腑名词来定义器官名称的，与中医的脏腑是两码事，有一定的相通之处，又有严格的区别。中医的脏腑名称，虽然也来自于粗略的解剖，然而是在具体形质基础上的功能系统的归纳，比如，心包括了循环系统与脑的功能等，肺包涵了呼吸系统与皮肤的功能等，肝包括神经系统与循环的部分功能等，脾的功能包含胃的部分功能以及整个消化系统的功能等，肾的功能可以有泌尿系统、生殖系统、内分泌系统的功能，以及新陈代谢、脑的部分功能等。以五脏为中心来相合六腑，是重脏不重腑的原则，因为五脏主宰、掌握了整体的功能，所谓"入脏则死，入腑即愈"是最好的诠释。这些都是在医学实践中逐渐得到的经验，又经过严格联系、推理五脏六腑功能后才有的宝贵理论，能有效地指导临床，不可以现代解剖学的脏器来理解脏象理论。

 五 脏

心、肝、脾、肺、肾是为五脏。从形态上看，五脏属于实体性器官；从功能上看，五脏是主"藏精气"，即生化和贮藏气血、津液、精气等精微物质，主持复杂的生命活动。所以《素问·五脏别论》说，"五脏者，藏精气而不泻也，故满而不能实。"满，指精气盈满；实，指水谷充实。满而不能实，就是说五脏贮藏的都是精气，而不是水谷或废物。

《素问·六节藏象论》："帝曰，脏象何如？ 岐伯曰，心者，生之本，神之变也；其华在面，其充在血脉，为阳中之太阳，通于夏气。肺者，气之本，魄之处也；其华在毛，其充在皮，为阳中之太阴，通于秋气。肾者，主蛰，封藏之本，精之处也；其华在发，其充在骨，为阴中之少阴，通于冬气。肝者，罢极之本，魂之居也；其华

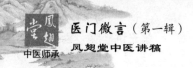

在爪，其充在筋，以生血气，其味酸，其色苍，此为阳（应为阴字）中之少阳，通于春气。脾、胃、大肠、小肠、三焦、膀胱者，仓廪之本，营之居也，名曰器，能化糟粕，转味而入出者也，其华在唇四白，其充在肌，其味甘，其色黄，此至阴之类，通于土气（当改正为胃、大肠、小肠、三焦、膀胱者，名曰器，能化糟粕，转味而入出者也。脾者仓廪之本，营之居也，其华在唇四白，其充在肌，其味甘，其色黄，此至阴之类，通于土气）。凡十一脏，取决于胆也。"黄帝问，脏象是怎样的呢？岐伯说，心，是生命的根本，为神所居之处，主持着精神活动，其荣华见于颜面，能使血脉充实而奉养身体，是阳中的太阳，与夏气相通。肺是气的根本，藏魄的场所，其荣华见于毫毛，能使皮肤充实，是阳中的太阴，与秋气相通。肾主蛰伏，是封藏的根本，是固藏精的场所，其荣华表现在头发，其充养在骨，能使骨髓充实，为阴中之少阴，与冬气相通。肝，是疲劳的根本，为魄所居之处，其荣华见于爪甲，其充养的组织在筋，能使筋充实，生发血气，其味酸，其色苍青，为阳（阴）中之少阳（腹为阴，肝阴中之阳，又一日分四季，鸡鸣至平旦，阴中之阳也，应对春季，所以这里的阳中之少阳应该是阴中之少阳），与春气相通。胃、大肠、小肠、三焦、膀胱，因它们的功能像是盛贮食物的器皿，故称为器，能受纳饮食，吸收水谷精微，变化为糟粕，使饮食五味转化、吸收和排泄。脾统血，是仓廪之本，为藏营的场所，其荣华在口唇四旁的白肉，其充养的组织在肌肉，能使肌肉充实，其味甘，其色黄，属于至阴之类，与土气相通。以上十一脏功能的发挥，都取决于胆气的生发，也就是说，五脏六腑的强弱，可以从胆的壮、怯来判断。

脏象学说把脏腑按照五行属性归纳在象中，也解释了水谷精微物质的吸收运化。《素问·经脉别论》："食气入胃，散精于肝，淫气于筋。食气入胃，浊气归心，淫精于脉。脉气流经，经气归于肺，肺朝百脉，输精于皮毛。毛脉合精，行气于腑，腑精神明，留于四藏。

气归于权衡，权衡以平，气口成寸，以决死生。饮入于胃，游溢精气，上输于脾，脾气散精，上归于肺，通调水道，下输膀胱，水精四布，五经并行。合于四时，五脏阴阳，揆度以为常也。"食物入胃，经过消化吸收后把精微物质输送到肝，肝将这些精微物质滋养于筋。食物入胃，其所化生的精微之气，注入于心，使血液变厚，心又将此精气滋养于血脉。血脉流行在经脉之中，到达于肺，肺又将精气输送到全身百脉中去，最后把精气输送到皮毛。皮毛和经脉的精气汇合，又还流归入于脉，脉中精微之气，通过不断变化，周流于四脏。这些描述类似大小循环。这些正常的生理活动，都要取决于气血阴阳的平衡。气血阴阳平衡，则表现在气口的脉搏变化上，气口的脉搏，可以判断疾病的死生。水液入胃以后，经过气化而游溢布散其精气，上行输送到脾（脾输送而上行），脾把津液布散转输，上归到肺，肺清肃司治节，肺气运行，通调水道，下输到膀胱。如此则水精四布，外而布散于皮毛，内而灌输于五脏之经脉，并能合于四时寒暑的变易和五脏阴阳的变化，作出适当的调节，这就是经脉的正常生理现象。

心，实质脏器居膈上，"其充在血脉"，心推动经脉内的血液运行不息，运送精微物质奉养其他脏腑以及四肢百骸，不可以须臾停止，停则人死。《灵枢·营卫生会》："血者，神气也。"血是"神"的物质基础，血流经哪里，哪里就会得到滋养，就会产生神的活动，发挥脏器的正常功能，神作用在不同的地方，就有不同表现及其作用。《素问·宣明五气篇》："五脏所藏。心藏神、肺藏魄、肝藏魂、脾藏意、肾藏志，是谓五脏所藏。"这五种功能活动如何解释呢？《灵枢·本神》："两精相搏谓之神；随神往来者谓之魂；并精而出入者谓之魄；所以任物者谓之心；心有所忆谓之意；意之所存谓之志；因志而存变谓之思；因思而远慕谓之虑；因虑而处物谓之智。"人之生命的原始物质，叫作精；男女交媾阴阳和合，两精结合而成的生机，叫作神；阴阳二气由此而发展，在阳而近乎神，随从神往来的叫作魂；在阴而近乎精，与精一起出入的叫作魄；脱离母体之后，主宰生命活动的，叫作心；心里忆念而未定的，叫作意；主意已考虑决定，叫作志；根据志而反复思考，叫作思；思考范围由近及远，叫作虑；通过考虑后而毅然处理，叫作智。这些神智活动都与心有密切关系。心，主血脉，藏神。心所藏的神是广义的神，魂、魄、意、志虽然各有所主，但是与心所藏之神都有从属关系，没有心神也就无所谓魂魄意志。心血充足与否，都可在舌头上反映出来，心血不足则见舌淡白，心热重则可见舌红赤，心神内闭则见舌强直语言难出，心血瘀阻可见舌黯等，所以有"舌为心苗"之说。华，有光华、华彩之意。心主血，心血足则面色光泽红润，心血虚则面色白而少光泽，故心之华在面，看面色即可知道心血充足与否。汗，是人体的津液，津液必然来自血中，所以心液为汗，又有"汗血同源"之说。

心，在现代医学中就是个泵，是泵血的器官，认为心只是个物理工具，并没有其他的功能，但是，从我们中医学的论述来看，心可"任物"，这个按照现代的观念理解当然也包括大脑的功能。以后还会说到"脑、髓、骨、脉、胆、女子胞"的"奇恒之腑"，所以，不可以现代的解剖学的认识来理解中医的五脏象，脏象所包涵者广，是以实质的五脏为基础，以五脏功能来延伸它们所相关联的六腑以及经络、组织、器官等，所以，脏象，是五脏功能系统的活动集体所表现出来的"象"，非实质脏器的功能所能完全表述，而是高度概括的功能系统，又密切分工合作来完成正常的生理活动。

与心密切关系的还有一脏，那就是心包。心包之别名多，如上文所说"膻中者，臣使之官，喜乐出焉"，就是指此脏；《灵枢·经脉篇》中"心主手厥阴心包络之脉"，又叫心主、心包络。从脏器具体形象来看，心包络是心脏外面的一层包膜，就如心的宫城，有保护心脏的作用。脏象学说有些不是从生理来说的，有从病理来说明的地方，所以要明白，脏象，不只是生理的脏腑之象，也包涵病象，这是中医区别于现代医学的地方，心包的功能就是如此，在病理中的象尤其重要。在中医学的病象中，常常有邪气犯心，常先侵犯心包络之说。《灵枢·邪客》："心者，五脏六腑之大主也，精神之所舍也。其脏坚固，邪弗能容也。容之则心伤，心伤则神去，神去则死矣。故诸邪之在于心者，皆在于心之包络。"心为人身之主，不得受邪，所以若诸邪来犯心，则心包络当先受病，故心包有"代心受邪"之功能。实际上心包络受邪所出现的证候与心是基本一致的。如热病神昏谵语等相关的神智病变，称为"热入心包"，治法叫"清心开窍"；痰阻心窍，出现意识模糊甚至错乱或昏迷不醒等，称为"痰蒙心包"，治法叫"豁痰开窍"。这些都是心神智的病变，故心与心包络在辨证施治上，并没有本质的区别。明清温病学受经典"心不受邪"思想的影响，在温病学说中，将热病中出现的神昏谵语等心神功能失常的病理变化，称之为"热入心包"或"痰热蒙蔽心包"。实际上，心包受邪所出现的证候，与心受邪出现的证候基本相同，但是又有不同，心包络为手厥阴，与手少阳三焦同主相火，一阴一阳为对应，其功能又有延伸。所以，在很多医学文献中，又多说了一脏就是心包，把整体的脏腑称为六脏六腑。这个在以后的学习中还会提到，暂且说到此。

　　肝，实质脏器居右胁，随动静而有条达、疏泄之用，其体阴用阳。肝主筋，故称为"罢（疲）极之本"，说明肝主管筋的活动，能够耐受疲劳，是运动功能的根本。木曰曲直，筋主屈伸，同气相求，关节的屈伸、肢体的运动是由于筋的弛张、筋的运动而形成的，象同"木曰曲直"，故筋的功能与肝有关。肝藏血，血养筋。筋，即筋膜，其附于骨而聚于关节，是连接关节、肌肉，主司运动的组织，也包括现代医学中的肌腱、韧带等。《素问·五藏生成》："诸筋者，皆属于节。"《素问·痿论》："宗筋主束骨而利关节也。"宗筋，指众筋汇聚之处，又泛指全身的筋膜，都为肝所主。筋的功能，依赖肝血的濡养，"食气入胃，散精于肝，淫气于筋"，肝血充足，筋膜得养，关节运动灵活有力，故曰"肝主筋""肝生筋""肝藏筋膜之气也"。人之运动，由乎筋力，筋之充养，源于肝血，所以肝血充足，则筋力强健，运动灵活，且能耐受疲劳。《素问·五藏生成》："足受血而能步，掌受血而能握，指受血而能摄。"这些都是肝主筋的具体表现。《医门法律·脏腑赋》："人身运动，由乎筋力所为，肝养筋，故曰罢极之本。"若久行久动，则筋力疲惫，即所谓"久行伤筋"。若肝血亏虚，筋膜失养，则见肢体麻木，筋力减退，甚或屈伸不利。《素问·脉要精微论》："膝者，筋之府也，屈伸不能，行则偻附，筋将惫矣。"人进入老年，筋力减退，活动不便，易于疲劳，就是年老血亏、筋膜失养的缘故。故《素问·上古天真论》说，"丈夫……七八肝气衰，筋不能动"。

《灵枢·本神》："肝藏血，血舍魂，肝气虚则恐，实则怒""悲哀动中则伤魂，魂伤则狂忘不精，不精则不正，当人阴缩而挛筋，两胁骨不举。"肝藏血，血中舍魂，肝气虚则易产生恐惧，肝气实则容易发怒；因悲哀太过而伤肝所藏的魂，魂伤便会狂妄而不能精明，失去了精明，举止行为就会失常，同时使人前阴萎缩，筋脉拘挛，两胁不能舒张。所以，肝不但能调节血，而且藏魂有调节情志的作用。五脏的生理活动，与神的活动密切相关，而五脏神都为肝所调节。肝"体阴用阳"，故又称为刚脏，刚直不阿，喜条达，不可被抑郁，就是说要畅达无拘束的意思。心血濡润，肺金制约，脾土栽培，方能遂其条达畅茂之性，不然就容易气机郁滞、生风动火而发生与有情志异常的诸般病变。与肝有密切关系的还有目与爪甲。肝开窍于目，"目受血而能视"，目得肝血滋养方可明亮，若炯炯有神则肝强。爪甲为筋的余气，就是说在外面能看到的筋的延伸，筋强则爪甲有光泽而柔韧。《灵枢·大惑论》："五脏六腑之精气，皆上注于目而为之精。精之窠为眼，骨之精为瞳子，筋之精为黑眼，血之精为络，其窠气之精为白眼，肌肉之精为约束，裹撷筋骨血气之精而与脉并为系，上属于脑，后出于项中。"五脏六腑的精华之气，都向上输注于人的眼部，从而产生精明视物的作用。脏腑精气汇聚于眼窝，便形成眼睛。其中肾的精气充养瞳子，肝的精气充养黑睛，心的精气充养内外眦的血络，肺的精气充养白睛，脾的精气充养眼胞。脾的精气包裹着肝、肾、心、肺的精气，与脉络合并，形成目系，向上连属于脑部，向后与项部中间相联系。五脏六腑的精气都通过血脉运注于目，目与五脏都有内在的联系，而肝主藏血，其经脉又注于目，目为肝窍，所以目要发挥正常的功能必须要得到肝血的滋养。《素问·五藏生成》说"肝受血而能视。"《灵枢·脉度》也说"肝气通于目，肝和则目能辨五色矣。"肝主筋，藏魂，其华在爪，开窍于目，其液为泪，在志为怒。

对于肝，有个历史纠结争论的问题，那就是"肝生于左"。按照现在的解剖学的位置来看，肝在右胁，"肝生于左"分明与之不相符合，那么这是为什么，有什么内涵呢？《素问·刺禁论》："藏有要害，不可不察。肝生于左，肺藏于右。"这本来是说脏腑有要害的地方，刺法要注意不要刺到要害之处，若从医者面对患者的位置去看，肝确实在医者左手边，这是没有歧义的。但是，这句与"肺藏于右"同时出现的言语，就有了疑惑。肺本来在胸腔，应该在肝之上，怎么会说藏于右呢？这里首先要搞清楚左、右以及生、藏的意义。《素问·阴阳应象大论》："左右者，阴阳之道路。"左右是阴阳运行的道路。《素问·五运行大论》："上者右行，下者左行。"天在上，自东而西，向右转而运行；地在下，自西而东，向左旋而运行。天人相应是中医学的精髓，所以，脏气的运行也与天道一样。肝木自左而升，肺金自右而降，是木火、金水的升、降与生、藏，也是气机循环的道理。升为生，降为藏，"肝生于左，肺藏于右"，不是说肝居于左，肺居于右，是说左右代表着人身阴阳、气血升降的道路。肝木主

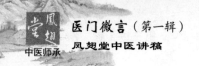

升发之气，木旺于东，东方在左；肺金主降敛之气，金旺于西，西方在右。若面南而立，可以体味这个道理。故"肝生于左，肺藏于右"是代表肝、肺的功能名词。若从实际脏器位置以及肝之体用来说，肝之体为阴居于右，而其用为阳在左。脏象多是从功能来说的，重功能而轻形态，所以就有了"肝生于左"一说。

还有一个关于肝在中焦还是下焦的争论。一般说上焦有心与肺，中焦有脾与胃，下焦有肝与肾，这是个顺嘴通俗的说法，若按照实质脏器的位置来说，中焦还有肝、胆与胰，下焦还有膀胱与大、小肠。王冰注解"腹为阴，阴中之阴，肾也，阴中之阳，肝也"说"肝为阳脏，位于中焦，以阳居阴，故为阴中之阳也"，是与肾比较划分阴阳肝则为阳脏，准确地说了肝居中焦，这是从所处部位的划分。《内经》的脉法以肝应左关，而属于中焦，这个在现在还是通行的。至于肝属下焦，只是在温热病的辨证中才有意义，就是说热病伤阴，出现了肝肾阴虚的证候是被归属于下焦的病变范围，当从下焦来治。肝属下焦只是个辨证的概念，与肝居中焦是有区别的。

脾，实质脏器居腹腔，在胃的后下方，其形扁长，而脏象的脾，已经是个功能名称，所赅者广。脾能消磨水谷，运化水谷精微物质，统摄血液，主肌肉四肢，开窍于口，其华在唇，其液为涎，在志为思。脾为土脏，位居于中焦，为胃行其津液，是气血生化的源头，胃受纳水谷，而水谷精微物质的吸收运化要靠脾来完成。《素问·太阴阳明论》："帝曰，脾与胃以膜相连耳，而能为之行其津液何也？岐伯曰，足太阴者三阴也，其脉贯胃，属脾，络嗌，故太阴为之行气于三阴。阳明者表也，五脏六腑之海也，亦为之行气于三阳。脏腑各因其经而受气于阳明，故为胃行其津液。"脾与胃仅以一膜相连，而脾能为胃转输津液，这是什么道理？足太阴脾，属三阴，它的经脉贯通到胃，连属于脾，环绕咽喉，故脾能把胃中水谷之精气输送到手足三阴；足阳明胃，为脾之表，是供给五脏六腑营养之处，故胃也能将太阴之气输送到手足三阳。五脏六腑各通过脾经以接受胃中的精气，所以说脾能为胃运行津液。简言之，水谷精微物质依靠脾的运化作用而输送到全身的各个组织、脏器，四肢百骸。由于饮食水谷是人出生后的主要营养物质的来源，也是生成气血津液等支持生命物质的基础，所以脾被称为"后天之本""气血生化之源"。只有脾能够健运，饮食水谷精微物质的消化、吸收、运送才会旺盛。

"饮入于胃，游溢精气，上输于脾，脾气散精。"脾能运化全身的水液，促进水液的吸收循环与排泄，与肺、三焦、肾、膀胱共同维持水液代谢的平衡。若"脾气健运"的功能失常，失去正常的运化敷布能力，则会引起水液潴留的各种病变。脾土运化的功能主要依靠脾气的作用，还依赖于肝木的疏泄功能。"脾气散精，上归于肺。"脾之所以能将水液精微物质输送到肺，再通过心肺的作用而化生气血来营养全身，就是因为脾有升清功能的缘故。脾以升为健运，这个升的功能还要靠木来疏土，若肝气郁滞，失去木的生发功能，则横逆犯脾，脾就不会健运而升，甚至会郁而下陷。

《灵枢·本神》："脾藏营。"营行脉中，是循行于脉中化生血液的气，它生于水谷，源于脾胃，有化生血液的功用，故常常营血并称。脾位于中焦，化生营气，营又行脉中，自然由于脾气统摄，脾失却健运则营气化生不足，统摄血液的功能就会减弱，容易引起各种出血疾病，故而有"脾统血"之说。《素问·太阴阳明论》："帝曰，脾病而四肢不用何也？岐伯曰，四肢皆禀气于胃而不得至经，必因于脾乃得禀也。今脾病不能为胃行其津液，四肢不得禀水谷气，气日以衰，脉道不利，筋骨肌肉皆无气以生，故不用焉。"脾病会引起四肢活动不灵活甚至功能丧失，这是为什么呢？四肢都要承受胃中水谷精气来滋养，胃中精气不能直接到达四肢经脉，必须依赖脾气的转输，才能营养四肢。现在脾有病了不能为胃输送水谷精气，四肢就会失去营养，经脉中的气日渐衰减，经脉就不能畅通，筋骨肌肉都得不到濡养，因此四肢便丧失正常活动的功能了，所以脾主四肢肌肉。《素问·五藏生成》："脾之合肉也，其荣唇也。"肌肉、唇都是脾的外候。脾气健运，营血充足，则唇色红润而有光华，若脾失健运，就会化源不足，唇色就会失去光泽红润而苍白少华或萎黄，则脾华在唇。《灵枢·脉度》："脾气通于口，脾和则口能知五谷矣。""和"就是说脾的功能正常，若口不知味，或口淡少味，或黏腻不适，就会食欲不振，脾的功能也就不"和"了。脾开窍于口，口水为涎，脾液涎。"脾藏营，营舍意"，营是意志的宿舍。《灵枢·本神》："愁忧而不解则伤意，意伤则恍乱。"忧愁不解就要伤害意念了，意念伤害了思想则恍惚混乱。"心有所忆谓之意"，营血需要脾气来运化精微物质以奉养，反过来，伤意了就会损害脾气的健运，所以，忧愁思虑就会伤脾，脾伤则不运化，脾伤口不知味，就会饮食减少了，其他脏腑就少了水谷精微物质的奉养，四肢百骸也如此，所以，脾为后天之本。

现代医学的脾虽然与中医学所说的脾位置、形态相同，但是现代医学认为脾是外周免疫器官之一，是人体最大的淋巴器官。关于脾的功能，首先它是人体的"血库"，当人体休息、安静时，它贮存血液，当处于运动、失血、缺氧等应激状态时，它又将血液排送到血循环中，以增加血容量，这一点和中医学的脾统血的功能近乎类似。其次，因为脾是免疫器官，犹如一台过滤器，当血液中出现不是自身物质时，脾中的巨噬细胞、淋巴细胞就会将其吃掉。这与中医学的脾的功能似乎无关系，但是深入分析，当脾气虚的时候，其他脏气就会虚，正气虚了自然少了防御的功能，算是功能相近吧。中医学的脾按照脏象学说，还包括大部分消化系统的功能，如胃、小肠及大肠的部分功能，所以，就如上述心、肝的功能一样，不要与现代以解剖为基础的医学搞混淆了。以后在其他脏象学习时，也要有这种辨别的思维。

肺，与心同居胸腔，主一身之气，司呼吸，性喜肃降，能通调水道下输膀胱，主宣发而外合皮毛，开窍于鼻，在液为涕，在志为悲。《素问·阴阳应象大论》："天气通于肺。"天气，就是大自然的清气，人体通过肺来吸入大自然的清气，呼出体内的浊气，吐故纳新，时刻不已，所以肺主一身之气，司呼吸，是人体与外界相通交换气体的器官。人的后天之气有两个来源，其一是大自然的清气，其二是食入的水谷精微物质。体外的自然清气由肺吸入，与体内由脾转输上归于肺的饮食精微物质相结合，积于胸中气海，即成为"宗气"。《灵枢·邪客》："五谷入于胃也，其糟粕、津液、宗气，分为三隧。故宗气枳于胸中，出于喉咙，以贯心脉，而行呼吸焉。"食物入胃消化后，其中的糟粕、津液、宗气分为三路，糟粕，从大肠肛门出去了，津液，由乎脾而转输了，而宗气积聚在胸中，出于喉咙，贯通心脉，推动肺的呼吸。所以"宗气"其实就是呼吸功能的代名词，"行呼吸"，就是说的呼吸功能。因此，肺主呼吸的含义不仅是呼吸功能，而且整个人身的气的功能都借助肺的呼吸功能来得以实现，不得休止，休止则"神机化灭"，故《素问·脏气法时论》说"诸气者，皆属于肺"。

肺，在象为金，称为金脏，位置最高，所以又被称为五脏之华盖，其气下行为顺，不得上逆，上逆则病。"肺藏于右"，左右是阴阳的道路，肝气从左上升，肺气从右下降。人体内的水液运行、排泄与三焦、膀胱、脾、肾都有关系，三焦、膀胱的气化，脾的转输，肾的开阖功能都参与水液的代谢。"饮入于胃，游溢精气，上输于脾，脾气散精，上归于肺，通调水道，下输膀胱，水精四布，五经并行"。肺气肃降，被循环使用过的水液中的废物才能下输膀胱而排泄，所以又有"肺为水之上源"之说。肺除了能肃降调通水道之外，还有宣发功能。《灵枢·决气》："上焦开发，宣五谷味，熏肤；充身，泽毛，若雾露之溉。"上焦开发，即为肺的宣发功能，五谷味，

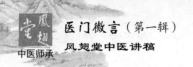

是卫气与津液的物质基础，肺气宣发，则可以使卫气、津液输布于全身的肌腠、皮毛，犹如自然的雾露一样灌溉，失去了这个宣发的功能就会发生小便不利乃至水液潴留，发生痰饮、水肿等疾病。

皮毛位于体表，是人身的藩篱，具有卫外而为固的功能，可以抵御外邪的侵犯。《灵枢·本藏》："卫气者，所以温分肉，充皮肤，肥腠理，司开合者也。"皮毛之所以能够抵御外邪的侵犯，是通过卫气的功能来实现的，而卫气要靠肺气的输布来充实，所以，"肺主一身之皮毛"，皮毛者，肺之合。《素问·五藏生成》："肺之合皮也，其荣毛也。"汗孔生在皮肤，也随肺的呼吸开合有散气作用，所以汗孔这个皮肤的附属器官，也叫"气门""玄府"。肺司呼吸，鼻为呼吸出入的门户，所以鼻为肺窍，肺脏的宣发、肃降功能正常，鼻道才会通利，嗅觉才会灵敏。《灵枢·脉度》："肺气通于鼻，肺和则鼻能知臭香矣。"鼻涕是鼻腔的分泌物，所以肺液涕。正是因为鼻为肺窍，就又与皮毛一样成了人体的屏障，所以有些皮肤病与鼻病都可考虑从肺来治疗。

肾，实质脏器居背腰相界处两侧，半藏于肋骨内，左右各一。肾主水，藏精，为先天之本，主生殖，生髓充骨通于脑，其华在发，藏志，又主纳气，开窍于前后二阴，其液唾。《素问·上古天真论》："肾者主水，受五脏六腑之精而藏之。"精，是构成人体的基本物质，也是促使生命活动的物质基础。《素问·金匮真言论》："夫精者，生之本也。"精有先天、后天之分。先天之精来源于父母，是繁衍生育的根本，后天之精是水谷饮食所化生，由脾吸收转输而营养灌溉五脏六腑、四肢百骸。脏腑的精气满溢则收藏于肾。肾精包括有先天与后天的精。后天之精的生成，要靠先天之精为动力，先天之精若要发挥功能，又必须靠后天之精的不断充养，所以先、后天之精在生命活动中是合二为一的。

要说肾，不得不先说"天癸"。《素问·上古天真论》："女子七岁，肾气盛，齿更发长。二七，而天癸至，任脉通，太冲脉盛，月事以时下，故有子。三七，肾气平均，故真牙生而长极。四七，筋骨坚，发长极，身体盛壮。五七，阳明脉衰，面始焦，发始堕。六七，三阳脉衰于上，面皆焦，发始白。七七，任脉虚，太冲脉衰少，天癸竭，地道不通，故形坏而无子也。"女子到了七岁，肾气盛旺起来，乳齿更换，头发开始茂盛。十四岁时，天癸产生，任脉通畅，太冲脉旺盛，月经按时来潮，具备了生育子女的能力。二十一岁时，肾气充满，真牙生出，牙齿就长全了。二十八岁时，筋骨强健有力，头发的生长达到最茂盛的阶段，此时身体最为强壮。三十五岁时，阳明经脉气血逐渐衰弱，面部开始憔悴，头发也开始脱落。四十一岁时，三阳经脉气血衰弱，面部憔悴无华，头发开始变白。四十九岁时，任脉气血虚弱，太冲脉的气血也逐渐衰弱，天癸枯竭，月经断绝，所以形体衰老，失去了生育能力。"丈夫八岁，肾气实，发长齿更。二八，肾气盛，天癸至，精气溢泻，阴阳和，故能有子。三八，肾气平均，筋骨劲强，故真牙生而长极。四八，筋骨隆盛，肌肉满壮。五八，肾气衰，发堕齿槁。六八，阳气衰竭于上，面焦，发鬓颁白。七八，肝气衰，筋不能动。八八，天癸竭，精少，肾脏衰，形体皆极则齿发去。"男子到了八岁，肾气充实起来，头发开始茂盛，乳齿也更换了。十六岁时，肾气旺盛，天癸产生，精气满溢而能外泄，两性交合，就能生育子女。二十四岁时，肾气充满，筋骨强健有力，真牙生长，牙齿长全。三十二岁时，筋骨丰隆盛实，肌肉亦丰满健壮。四十岁时，肾气衰退，头发开始脱落，牙齿开始枯槁。四十八岁时，上部阳气逐渐衰竭，面部憔悴无华，头发和两鬓开始花白。五十六岁时，肝气衰弱，筋骨的活动不能灵活自如。六十四岁时，天癸枯竭，精气少，肾脏衰，牙齿头发脱落，形体衰疲。"天癸"是来源于肾精、具有促进生殖功能发育成熟的精微物质，随着生长发育而逐渐充盛，促进性功能的成熟，所以"月事以时下"与"精气溢泻"是天癸盛的标志；"地道不通"与"精少"是天癸竭的标志。肾所藏的精的盛衰对人的生长发育、生殖功能与强壮衰老具有决定性的作用。张景岳在《类经·藏象类》里说"夫癸者，天之水，干名也。壬者支之阳，阳所以言气；癸者壬之偶，偶所以言阴。故天癸者，言天一之阴气耳，气化为水，因名天癸"。天癸的作用与现代医学中腺垂体所分泌的生物活性物质及激素的功能极其类似，诸如生长激素能促进生长发育，促进蛋白质合成及骨骼生长；催乳素能促进乳房发育成熟和乳汁分泌；促性腺激素能控制性腺，促进性腺的生长发育，调节性激素的合成和分泌；卵泡刺激素能促进男子睾丸产生精子，女子卵巢生产卵子；黄体生成素能促进男子睾丸制造睾酮，女子卵巢制造雌激素、孕激素，帮助排卵。古人能发现并且很详细地说明天癸的作用是很可贵的。

肾中之精能化生肾气，肾气是肾阳蒸化肾阴所产生，肾阴肾阳以肾精为基础。肾阴、肾阳又称为"元阴""元阳"。元者，原始、本源之谓，是人体的阴液与阳气的根本。肾精濡润、温煦着诸脏腑以及四肢百骸。肾中阴阳犹如水火，内寄于肾中，所以有"肾为水火之宅"之说。肾阴肾阳也遵循阴阳的规律，相互制约，相互依存，维持生命活动的正常状态，若有偏差，即能为病。阴阳互为依存，所以肾阴久虚可累及肾阳，反之亦如是。肾阳有气化作用，能调节水液的代谢。在正常情况下，水入于胃，由脾而上输于肺，肺气肃降，再由三焦这个水道而下输于膀胱，而在入膀胱之前，水液必须经过肾，水液有清有浊，由肾阳蒸化，清者上升，浊者下降，循环往复不已以维持水液的代谢。

脏象学说也是在经典的基础上不断完善的。《难经·三十六难》："脏各有一耳，肾独有两者，何也？然肾两者，非皆肾也，其左者为肾，右者为命门。命门者，诸精神之所舍，原气之所系也，男子以藏精，女子以系胞，故知肾有一也。"这是在《内经》的基础上丰富了肾的脏象，出现了命门学说。黄元御说"火降于右，水升于左，故左者为肾，右者为命门。命门者，神根于此，精藏于中，是一身原气之所系也。男子以之藏精，女子以之系胞。"《素问·腹中论》："胞络者，系于肾是也。"命门蕴藏着先天的精气，集中体现着肾的功能，故对五脏六腑的功能发挥起着决定性的作用。对命门的重视在明代的一些重视温补的医家中尤其突出，延伸其意义，又有命门有名无形说，如孙一奎在《医旨绪余》中说"命门乃两肾中间之动气，非水非火，乃造化之枢纽，阴阳之根蒂，即先天之太极，五行由此而生，脏腑以继而成"，这是以命门的功能来说。有两肾皆为命门说，如张景岳在《类经附翼》中说"肾两者，坎外之偶也；命门一者，坎中之奇也。以一统两，内而包一。是命门总乎两肾，而两肾皆属命门。故命门者，为水火之府，为阴阳之宅，为精气之海，为死生之窦"，这是以坎卦的卦象来说明命门。又有两肾之间为命门说，如赵献可在《医贯》中说"命门在人身之中，对脐附脊骨，自上数下，则为十四椎；自下而上，则为七椎"，此说来自《素问·刺禁论》"七节之傍，中有小心"，即脊椎从上向下数的第14椎下，从下向上数的第7椎上的位置，也就是第2腰椎与第3腰椎之间。尽管对命门的形态、位置、定义有所不同观点，但是可以看出医家们对其在人体生命活动中的作用却都十分重视，说"男子以藏精，女子以系胞"，男子能藏生殖之精，女子则系着胞宫，对生殖功能都有重要作用。命门内含有真水、真火，也就是真阴真阳，五脏六腑功能以及生命活动都由它激发和主持。也有持命门只含真火而不含真水的见解，倾向于命门主要是藏真火，因而称之为"命火"。总而言之，由于肾是"先天之本""水火之宅"，所以不论从上述哪种观点来看，命门的功能都与肾有十分密切的关系，是肾总体功能的一个极其重要的延伸。因命门脉系在右尺部，所以有实在的临床意义。对于命门学说以及实在的意义，在后文叙述奇恒之府时再深入探讨。

肾主骨生髓，上通于脑。《灵枢·经脉》："人始生，先成精，精成而脑髓生，骨为干。"人体开始生成的时候，首先是父母的阴阳之气会合而形成精，精形成之后再生成脑髓，此后逐渐形成以骨骼作为支柱的人身形体，没有骨不为人，没有脑髓也不为人，脑髓与骨一样都是肾所生。髓充实在骨腔之中，以充实骨骼，在不同的地方名称也不同，在骨中名骨髓，在脊椎中名脊髓，汇于脑就是脑髓。《灵枢·海论》："脑为髓之海。"脑髓不仅与脊髓相通，也与全身的骨髓相通，所以《素问·五脏生成》说"诸髓者皆属于脑"。脑为元神之府，脑髓的充足与否直接关系到人的思维活动与精神情志，所以《灵枢·海论》又说"髓海有余，则轻劲多力，自过其度；髓海不足，则脑转耳鸣，胫痠眩冒，目无所见，懈怠安卧"，脑髓充足则精力充沛，劳作持久有力，耐劳过于常度，脑髓不足则头眩耳鸣，肢体乏力，视力减退，难于活动。肾精充足则脑髓生化有源而足，应证了"肾者，做强之官，伎（技）巧出焉"，做强就是动作有力，技巧就是轻巧灵敏。肾之华在发，肾精足则头发浓厚而有光泽，衰则头发枯萎而发白，所以《素问·五藏生成》说"肾之合骨也，其荣发也"。肾精衰，天癸绝则形衰无子。人的衰老与肾有密切关系。《灵枢·脉度》："肾气通于耳，肾和则耳能闻五音矣。"五脏精气的盛衰常可以从头面七窍反映出来，肾精充髓海足，耳才能听见各种声音，人老听力减退就是肾精衰减的缘故。《素问·金匮真言论》："北方黑色，入通于肾，开窍于二阴。"尤在泾在其《医学读书记》里说"人之水谷入胃，以次传入小肠，斯时虽已熟腐，而清浊犹未分也；至于阑门，而得命门之火熏蒸分布，于是水液渗入膀胱，糟粕下入大肠。入大肠者，以渐而下；入膀胱者，满而后泻。是以膀胱虽主津液，而非命门之火蒸之，则不能入"，这里说的是尿窍，而人有精窍，也为肾所司，精窍所出是生殖之精，为肾精所化，命火衰则阳事不耐，命火旺则阳事多举，所以肾窍二阴也当包括精窍。至于后阴排泄大便，也与肾气的充足与否有关系，肾气不固则致久泻而滑脱，肾阴亏损则使肠燥而便坚。

"意之所存谓之志"，志，是意识与认识，本意为记载。《说文》："记，志也。"《素问·宣明五气篇》："肾藏志。"脑为髓海，髓为肾精所生化，故记忆与肾有关，肾精不足则脑髓少，记忆力就会减退。口中的涎水，是脾所化之液，常说唾液，二字并提，其实唾与液实属不同。唾液由口腔周围的腺体所分泌，其基本生理功能是湿润和清洁口腔，软化食物以便于吞咽，还含有淀粉酶，有初步消化作用。腮腺、颌下腺和舌下腺是主要的唾液分泌器官，唾与液的区别在于清稀与黏稠，涎为脾精所化，出自两颊，质地较清稀；唾为肾精所生，出自舌下，质地较稠厚。

六　腑

胆、胃、大肠、小肠、三焦、膀胱是为六腑。腑通府，有府库之意。从形态上看，六腑属于管腔性器官；从功能上看，六腑是主"传化物"，即受纳和腐熟水谷，传化和排泄糟粕，主要是对饮食物起消化、吸收、输送、排泄的作用。《素问·五脏别论》："六腑，传化物而不藏，故实而不能满也。"六腑传导、消化饮食，经常充盈水谷，而不贮藏精气，因传化而不藏，故虽时有实而不能满。所谓五脏"藏精气"，六腑"传化物"，仅是相对地说脏和腑的功能各有所主而已。实际上，五脏中亦有浊气，六腑中亦有精气，脏中的浊气，由腑输泻而出，而腑中的精气，又输于脏而藏之。故藏精气与传化物都是相对的，非绝对的满而不能实，实而不能满。脏与腑相合，腑与脏也相合，这种相合关系也叫表里关系，腑者为阳就为表，脏者为阴就为里。它们的关系都是因为有经脉的相互联系才发生的相合关系，其

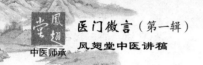

中有因生理关系密切不可分割者，也有因病理表现密切相关者，所以学习脏象要以经络络属、生理现象、病理表现几方面来探讨。

胆，居肝下，与肝相合为脏腑表里，话说"肝胆相照"，表明与肝关系很密切。《灵枢·经脉》："胆足少阳之脉……贯膈络肝属胆……肝足厥阴之脉……挟胃属肝络胆。"脏腑通过经脉的络属而发生关系以完成生理功能。胆为"中精之府"，就是说胆中储存胆汁是清净的，与其他有传化功能的腑所盛多浊气有所不同，所以胆虽然是六腑之一，但也与脑、髓、骨、脉、女子胞一样叫"奇恒之腑"。《素问·五脏别论》："脑、髓、骨、脉、胆、女子胞，此六者地气之所生也，皆藏于阴而象于地，故藏而不泻，名曰奇恒之腑。"这六个器官是禀受地气而生的，它们功能特点就像大地藏载万物一样，都是蓄藏着阴精，宜蓄藏而不宜妄泻，与其他的腑有所不同，所以名叫"奇恒之腑"，都是似脏而其形中空又非脏、似腑而功能藏精又不是腑的器官。"胃、大肠、小肠、三焦、膀胱，此五者，天气之所生也，其气象天，故泻而不藏，此受五藏浊气，名曰传化之腑，此不能久留，输泻者也。"这五个器官是禀承天气而生的，它们的功能特点就像天体一样运转不息，所以只输泻而不蓄藏。它们将水谷精气传授给五脏，也承受五脏多余的浊气，名叫传化之腑，水谷精华、五脏浊气都不能在此久久停留，是要运输和排出体外的。胆首先是一个奇恒之腑，又是六腑之一，是由于它有储存又疏泻胆汁的特殊生理功能的缘故。

胆中所储存的胆汁，是来自于肝，叫"肝之余气"。肝分泌胆汁，聚合储存在胆中，胆汁排泄到肠中帮助消化，而胆汁的排泄又依靠肝的疏泄作用，若肝的疏泄功能失常，则胆汁的分泌与排泄必会受到影响；而胆若功能失常，或胆道阻滞，也必然影响到肝的疏泄功能。肝胆相辅相成以完成正常的生理功能。若病就会互相影响，肝病可及胆，胆病亦可及肝，最终的结局就是肝胆俱病，故在治疗法则中，疏肝可利胆，利胆亦可疏肝。六腑以通降为顺，胆同样以下降为顺，一有郁滞，就可逆而犯胃，这叫"甲木贼胃"。《灵枢·四时气》："邪在胆，逆在胃，胆液泄，则口苦，胃气逆，则呕苦，故曰呕胆。"邪气在胆，胃气就会上逆，胆汁外泄，就会口感苦味，胃气上逆，就会呕出苦水来，所以叫呕胆。故胃生病多有因胆病而导致者。肝胆在五行都属木，胆为甲木属阳，为足少阳，肝是乙木属阴，是足厥阴。大凡胃气上逆多由甲木不降，故利胆即可以和胃，而脾气下陷因乙木不升者，叫"乙木犯脾"，故疏肝即可以理脾。

胃，居于膈下，上接食管，下通小肠（十二指肠也为胃的一部分）。胃的上口叫贲门，所处位置叫上脘，下口叫幽门，所处位置叫下脘，上下脘之间即足中脘，上中下三部统称胃脘。《灵枢·本输》："脾合胃，胃者，五谷之腑。"脾与胃阴脏阳腑为表里，胃是盛水谷的地方。若说胃腑，必说脾脏，从脾胃的关系来学习认识才能更深刻。胃主受纳腐熟水谷，其功能以降为顺，脾主吸收运化升清，其功能以升为常。胃降则糟粕得以下行，脾升则精华才能上输。胃为戊土属性为阳，喜湿恶燥，脾为己土属性为阴，喜燥恶湿。脾与胃升降相因，燥湿相济，则功能有序，共同完成饮食的受纳腐化、消化吸收以奉养脏腑四肢百骸。生理功能往往难于度量，而病理改变则易表现，胃受纳腐熟水谷，为脾的运化提供物质基础，而脾的运化又为胃的继续受纳提供能量源泉；胃受纳功能失常则脾无由运化，脾失健运食欲不振则胃必少受纳，互为因果，所以胃不通降而食后饱胀，与脾失健运而食欲减退往往同时并见，这就是因为脾胃在运纳的功能上互相影响的缘故，所以胃与脾同时被称为"后天之本"。脾升则水谷精微上归心肺而布化，胃降则水谷下移而保持肠胃的虚实更替。胃若不降，水谷不下，则脾难升清，水谷精微难于敷布奉养全身，可导致面黄肌瘦，倦怠乏力；脾若不升，运化失职，则胃难顺降，可导致腹胀纳呆，嗳气呕逆。燥与湿，本来是相对的两面，而胃与脾的功能偏偏与燥湿有密切的关系。阳明戊土为阳本燥，必得太阴湿化濡润才能津液充足，津液充足才能腐熟水谷；太阴己土为阴本湿，必得阳明燥化干燥才能健运不息，健运不息才能输送精微。然而，燥湿往往难于相济，导致病理状态的胃土多燥，脾土多湿，所以治胃燥常与润药，治脾湿常与燥剂，润燥孰多孰少贵乎权衡。

大肠，居于腹中，也是一个管腔性器官，与胃统称阳明，为手阳明。其上口在阑门处接小肠，其下端连接肛门。大肠的上端称为回肠，包括现代解剖学中的回肠和结肠的上段，下段称为广肠，包括乙状结肠和直肠。大肠之所以与胃同称阳明，是因为能接受从胃来的水谷糟粕，一主入，一主出，所以被称为"传导之官"。阳明被称为燥金，就是与大肠的功能有关，因为大肠有燥金之象。肺为金脏，有肃降通行水液的功能，大肠接受食物残渣，再一次吸收多余的水液，形成粪便，即所谓的燥化作用，那么大肠就为金腑，也参与水液的代谢。大肠与肺为表里，肺主气，而津液由于气化，故凡大肠或泻或秘，皆津液所生之病，而主在大肠，故也有"大肠主津"之说。《素问·五藏别论》："魄门亦为五藏使，水谷不得久藏。"肺藏魄，虽然肛门是大肠的一部分，因为与肺为表里，故肛门也称为魄门。《灵枢·经脉》："肺手太阴之脉，起于中焦，下络大肠，还循胃口，上膈属肺……大肠手阳明之脉……络肺下膈，属大肠。"大肠与肺为表里关系，在功能上发生互相联系，是与它们的经络络属关系分不开的。

小肠，也是位于腹腔的器官，若论长度，它是人体最长的器官。《灵枢·肠胃》："小肠后附脊，左环回周迭积，其注于回肠者，外附于脐上，回运环十六曲，大二寸半，径八分分之少半，长三丈二尺。"小肠在腹腔依附于脊柱之前，向左环绕重叠，下口注于回肠，在外依附在脐的上方，环绕重叠十六个弯曲，外周长二寸半，直径八分又三分之一分，长三丈二尺。小肠是位于腹中长而弯曲的管腔器官。《灵枢·经脉》说"心手少阴之脉，起于心中，出属心系，下膈络小肠……小肠手太阳之脉……入缺盆络心，循咽下膈，抵胃属小肠"，描述了心与小肠的经脉络属关系。二者经脉相联，故气血相通。生理情况下两者相互协调，心之气通于小肠，小肠之气亦通于心。若从生理现象来说，心与小肠好像难于联系在一起，试分析一下内在联系。心主血脉，小肠为消化的器官，消化吸收必定会由血脉来传输营养精微物质，从现代解剖学来看，小肠的血供尤其丰富，小肠绒毛内有毛细血管网，绒毛壁和毛细血管壁都很薄，由一层上皮细胞构成，这些结构特点使营养物质很容易被吸收而进入血液。《灵枢·决气》："中焦受气取汁，变化而赤是谓血。"小肠接受胃中的水食，进一步消化，有泌别清浊的功能，水谷精微与糟粕由此而分，其清者由脾转输，精华吸收入血奉生，废物下入大肠成便，这个内在联系也许就是心与小肠相合的缘由。《灵枢·营卫生会》："中焦亦并胃中，出上焦之后，此所受气者，泌糟粕，蒸津液，化其精微，上注于肺脉，乃化而为血，以奉生身，莫贵于此，故独得行于经隧，命曰营气。"营出中焦。《灵枢·邪客》："营气者，泌其津液，注之于脉，化以为血，以营四末，内注五脏六腑。"营是一种气，是能把津液、精微物质变成血的气，是一个功能名词，小肠的功能也在其中，而且尤其重要。还可以从病象来关系心与小肠，如心火过旺时，除表现口糜舌疮外，还有小便短赤，灼热疼痛等小肠热的症状，叫作"心移热于小肠"；若小肠实热，也可循经上扰于心，可出现心烦，舌糜等症状，治疗上既要清泻心火，又要清利小肠之热，相互兼顾，才能取得良好的疗效。这些从生理、病候得来的结论应该都是心与小肠相合为表里的理论源头。前边在学习阴阳五行时，说过天干归纳脏腑，火有阴阳则分丙丁，小肠为手太阳丙火为阳，心为手少阴丁火属阴。

三焦，这是叫人比较纠结的一个名词，自《内经》而后，历代对三焦的认识看法分歧较大，对三焦解剖形态的认识，历史上就有"有名无形"和"有名有形"之争，即使是有形论者，对三焦实质的争论，目前尚未完全统一，但是对其功能的认识是基本一致的。三焦是藏象学说中一个特有的名词，为六腑之一，其中大概有三焦部位说，三焦腔子说，三焦功能说，有名无形说，有名有形说等。可见在脏象学中，三焦是个最有意思的一腑，在《内经》中对三焦的论述很多，我们先看看经典有没有对三焦位置、形态的具体描述。

《灵枢·营卫生会》："上焦出于胃上口，并咽以上贯膈而布胸中，走腋，循太阴之分而行，还至阳明，上至舌，下足阳明。"上焦出自胃的上口贲门，与食管并行向上贯穿于膈膜而分布于胸中，再横走至腋下，沿着手太阴经的路线循行，再回到手阳明，向上到舌，下循足阳明胃。这个明确说了上焦是从胃口并食管到整个胸腔的位置，在横膈以上。

"中焦亦并胃中，出上焦之后。"中焦的部位与胃相并列，出上焦的后边。在这段话里边有个疑问，就是说中焦不全是胃，是和胃是并列的。胃在经典中被称为"胃脘"，还分上中下三脘，一个囊状的器官还分成三部分，确实有些费解，如果以转折、升降来分成三部分，那么胃分三个脘就好理解了。十二指肠在经典中好像没有具体描述，若把十二指肠当作小肠的开始，应该也属于胃的一部分，因为有弯曲，那么把此处当作下脘是可以的。有一个器官，与十二指肠相并，那就是胰腺。从现代解剖学来看，胰腺开口于十二指肠，正好"亦并胃中"，其出口在食管之下，所以"出上焦之后"。这里的"后"应该是与上焦对比有先后的意思。"此所受气者，泌糟粕，蒸津液，化其精微，上注于肺脉乃化而为血，以奉生身，莫贵于此，故独得行于经隧，命曰营气。"中焦的功能是泌去糟粕、蒸腾津液，而化成精微，然后向上传注于肺脉，再化为血液，奉养周身，这是人体内最宝贵的物质，所以能够独行于经脉之内，称为营气。这里解释了中焦的功能。结合经典对中焦的功能诠释，把胃、十二指肠、胰腺一起的解剖位置作为中焦的定论，是可以接受的。

"下焦者，别回肠，注于膀胱而渗入焉，故水谷者，常并居于胃中，成糟粕，而俱下于大肠，而成下焦。渗而俱下，济泌别汁，循下焦而渗入膀胱焉。"水谷同时在胃中腐熟，成糟粕而一起下到大肠，就成了下焦。这里水液渗透与糟粕一起往下，过滤分别清浊，从下焦渗透进入膀胱。所以说，水谷经过消化吸收以后，糟粕传入大肠，水液渗入膀胱，分别清浊。这就是下焦的主要功能。在《内经》中，是把回肠是当作大肠的一部分的，下焦别回肠，应该是说下焦与回肠的毗邻关系，能注入膀胱则非输尿管莫属了，如果仔细看现代的解剖结构，我们不难发现，双侧输尿管的起始位置是在相当于人体平面投影图上大肠之脾曲肝曲处别出的。《灵枢·五癃津液别》："水谷并行肠胃之中，别于回肠，留于下焦，不得渗膀胱，则下焦胀。"水谷从回肠处分别，留在了下焦，如果不能渗透到膀胱，就会下焦胀。证明了下焦是从回肠处与中焦分开的，同时也说明了下焦位置与膀胱的关系。这里很明确地区别了下焦的位置。

以上从解剖位置来看三焦，是有具体的区间划分以及具体所指的，那就是上焦是从贲门以上到咽的区间，中焦是从胰腺与十二指肠以上到贲门的区间，而下焦就是从横结肠与输尿管以下一直到盆骨底的区间。这样认识三焦比膈以上胸中为上焦，膈以下脐以上的腹部为中焦，脐以下的腹部为下焦的大众化认识更为具体详细。

三焦在脏象学中被称为孤腑，就是独一无二的意思，因为三焦独大，诸脏腑不可与之相比，是人体中最大的腑，形同六合而无所不包。《灵枢·本输》："三焦者，中渎之腑也，水道出焉，属膀胱，是孤之腑也。"三焦是脏腑之外、躯壳之内包裹诸脏腑的大腑，为五脏六腑的外围。这是孤腑一个层次的意义。那么三焦这么大，与其他脏腑不一样，就有了有名无形与有名有形的争议。自从《难经·二十五难》说"心主与三焦为表里，俱有名而无形"，《难经·

三十八难》也说"脏唯有五，腑独有六者，何也？然，所谓腑有六者，谓三焦也。有原气之别焉，主持诸气，有名而无形，其经属手少阳，此外腑也，故言腑有六焉"，就引起了后世有形与无形的争议。说无形是因为《内经》对三焦功能的表述概括了在其范围之内的多个脏腑的功能，"如雾""如沤""如渎"，就有主气、主食、主便的区别，都是说的功能，所产生的功能不是一个脏腑来完成的。三焦有名无形之说就是因为此。清·叶霖在其《难经正义》里解二十五难说"其言包络、三焦无形者，言其气也，然未免语病。"《灵枢·本藏篇》："密理厚皮者，三焦膀胱浓，粗理薄皮者，三焦膀胱薄。果否无形，何以有浓薄之相应乎？"《邪客篇》："心者，五脏六腑之大主，其脏坚固。邪弗能容，容之则心伤，心伤则神去而死矣。故诸邪之在于心者，皆在于心之包络。包络者，言包裹此心之膜也。若其无形，所指何物？是包络三焦之有形，不待辨自明矣。……包络乃相火之脏，三焦乃相火之腑，包络、三焦气化流行，皆相火之流行也。以似脏别脏之小囊，配似腑外腑之大囊，亦天造地设之理，不容妄议者也。若泥执无形，误矣。"无形是讲的气化作用，并非是说没有可以依据的形质，是后人的误解罢了。《难经正义》里解三十八难说"三焦之形质可考，三焦之气化难见，故曰有名而无形也"。器官的功能与形质必相互依存，无形则无用，无用则无形，故三焦有名也有形。清·张志聪在《侣山堂类辨·辨三焦》中说"有形、无形皆是也，但各偏执一见，而不能通贯耳！"，有形、无形都有道理，但是都各执一词产生了偏见，不能融会贯通罢了。五脏之外又有心包络，则共有六脏，合三焦则为六脏六腑。关于心包络与三焦表里相合，在《内经》中就有理论渊源，其三焦与心包络经脉互相络属，脏腑自然相互配合而成阴阳表里，主持相火流行。在以后的论述中还将继续学习三焦主持相火的功能。

就像认为心主神明、脾主运化等一样，脏象学说在几千年的医学实践、不断完善中，早已在脏腑具体形态之上而又超越了脏腑的具体形态，形成了一整套完整的功能体系，某些脏腑的名称意义甚至成了一个功能的代名词，三焦，是这个在表述功能上有着独特意义的代表。三焦有一套自成体系的理论，在这一点是有别于脏象学说中的任何一脏或一腑的。三焦作为一腑，有其相应的解剖结构与位置区间，包裹着诸多的脏腑，从而也就有了相应的诸多功能。那么三焦具体有哪些功能呢？

三焦主持诸气，为元气运行的通道，也是水液运行的通道。元气也称为原气（为人体组织、器官生理功能提供基本物质与活动能力，与现代医学所称的新陈代谢功能类似）。元气发源于肾，必须借助三焦这个通道以敷布全身，推动各个脏腑的气化功能活动。《难经·六十六难》："脐下肾间动气者，人之生命也，十二经之根本也，故名曰原。三焦者，原气之别使也，主通行三气，经历于五脏六腑。"《难经正义》有详细的解说，"三焦之根，起于肾间命门，人之生命之原，十二经之根本，皆系乎此……三焦主持相火，为肾中原气之别使，是十二经之营卫流行，皆三焦之所使也，通行生气于五脏六腑之俞穴，其所留止，辄谓之原，以其原于命门动气间而得名，亦以见三焦乃腹包膜，其连网脂膜，皆三焦之物，为统摄脏腑之郭郭（外城的意思）也"，不但解说了相火发源于命门，以三焦为别使主持脏腑气化的意义，也说明了三焦是个大的腔子，包络着诸脏腑。正如张景岳《类经·藏象类》所说，"然于十二脏之中，惟三焦独大，诸脏无与匹者，故名曰是孤腑也。……盖即脏腑之外，躯体之内，包罗诸脏，一腔之大腑也"，此也即为三焦腔子说。

黄元御在《四圣心源·少阳相火》里说，"三焦之火随太阳膀胱之经下行以温水脏，……少阳之火降，水得此火而后通利，故三焦独主水道。"《素问·灵兰秘典论》："三焦者，决渎之官，水道出焉。膀胱者，州都之官，津液藏焉，气化则能出矣。盖水性闭蛰而火性疏泄，闭蛰则善藏，疏泄则善出。"《灵枢·本输》："三焦者，……入络膀胱，约下焦，实则闭癃，虚则遗溺，相火下蛰，水脏温暖而水府清利，则出不至于遗溺，藏不至于闭癃，而水道调矣。水之所以善藏者，三焦之火秘于肾藏也。此火一泄，陷于膀胱，实则下热而闭癃，虚则下寒而遗溺耳。"少阳相火游行三焦，温煦脏腑而主持上中下三部各个脏腑的气化功能。《灵枢·决气》说"上焦开发，宣五谷味，熏肤、充身、泽毛，若雾露之溉"，上焦在相火的温煦下，如雾露般的状态，所以《灵枢·营卫生会》又形象地概括为"上焦如雾"，形容上焦心肺敷布气血，犹如雾露弥漫之状，有灌溉并滋养全身脏腑组织的作用。中焦脾胃在相火的温煦下能腐熟、吸收、运化水谷精微物质，进而化生气血，所以《灵枢·营卫生会》说，"中焦……此所受气者，泌糟粕，蒸津液，化其精微，上注于肺脉，乃化而为血，以奉生身"，这个被概括为"中焦如沤"，"沤"，有浸泡、腐熟、蒸化的意思，犹如发酵的状态。下焦大肠、肾与膀胱在相火的温煦下能出大小便，济泌别汁，分化清浊，犹如川渎注下，所以被概括为"下焦如渎"。故而，这包裹在三焦之内的诸脏腑的功能，必须得少阳相火的温煦才得以发挥，那么，三焦也就是相火游行的道路，三焦也就是元气的使者，功能与形态相互依存。

《中藏经·论三焦虚实寒热生死逆顺脉证之法》对三焦通行元气的生理作用作了更为具体地描述，"三焦者，人之三元之气也，号曰中清之府，总领五脏六腑、营卫、经络、内外、左右、上下之气也。三焦通，则内外左右上下皆通也，其于周身灌体，和内调外，营左养右，导上宣下，莫大于此也"。少阳相火借三焦为通道，通行元气于全身，发挥升降出入的气化作用，此即为"少火生气""气食少火"，故称三焦有主持诸气，总司全身气机和气化的功能。此生理之火不能太过或不及，如果相火衰而弱，三焦通道就运行不畅或衰退，会导致全身或某些部位火衰的病变，若相火旺，就可以出现"壮火食气""壮火散气"的病机，也如相火衰一样，旺在何处，就会出现哪个脏腑火旺的病变。

至于有谓"肝胆内寄相火"，其实是在病理的情况下表现出来的火象，并非是肝胆本身就有此相火。足少阳胆为甲木，甲木宜降，若降的功能有阻碍，温煦此处的手少阳相火即内郁而旺；足厥阴肝为乙木，乙木宜升，若升的功能有阻碍，则温煦此处的手少阳相火也会内郁而旺。如此这般，肝胆一有郁滞即可出现相火旺的病机。所以对于三焦，不能脱离五脏六腑的整体来谈三焦之有形无形，也不能以现代医学的生理解剖知识来臆测三焦的实质，学习理解三焦必须把解剖、生理与病理紧密联合起来才有实际意义。

总结一下三焦。其一，三焦的名称，就是人为划分人体上中下三个不同部位的总称；其二，三焦的形态，就是手少阳相火这个少火运行以温煦诸脏腑而发挥气化功能的通道；其三，三焦的功能，就是对被划分在三个部位中所有脏腑不同气化功能的高度概括。

膀胱，居小腹内，俗称水泡，尿包，能储藏尿液。奇怪的是在这里把尿液也称为津液。《灵枢·本输》："肾合膀胱，膀胱者，津液之腑也，少阳属肾，肾上连肺，故将两脏。"膀胱所储藏的尿液本为津液所化。膀胱与肾表里脏腑相合，是说膀胱的功能必须在肾阳的气化作用下才能发挥开合的作用，才能固涩与排泄。水脏温暖而水腑清利，则出不至于遗尿，藏不至于闭癃，而水道调。少阳相火是肾中元气的别使，肺为水的上源，与肾相互联系以成水道，水液的代谢需要相火来蒸化，所以说"将两脏"，"将"有率领、主持的意思。膀胱的功能被概括为"膀胱者，州都之官，津液藏焉，气化则能出矣"，膀胱的气化功能与其他脏象一样几乎成了功能的代名词，因为有"气化则能出矣"的理论，所以膀胱在历史上被一些医家理解为只有下口而无上口，在古医籍的脏腑图上多是这样，以讹传讹，包括《医林改错》的王清任也如此认识。膀胱所藏的津液，通过相火的温煦才能气化，得此气化，则一部分津液上升再归入血脉中，一部分化成尿而排出体外。膀胱所谓的气化功能只是一个功能模型，与肺的宣发肃降有关系，也与肾阳温化有关系，似乎也包括了现代医学的实质脏器肾的肾小球滤过、肾小管的重吸收的功能。膀胱的气化功能包括实质解剖学意义上的肾的功能，而肾的脏象所说的部分功能实际是命门的功能。

奇恒之腑

奇恒之腑，脑、髓、骨、脉、胆、女子胞六者是也。前边已经学习了胆以及奇恒之腑的意义，在此不再赘述。与其他腑一样，奇恒之腑同样隶属于五脏，它们的功能也是在五脏的主持下才得以发挥。脑居颅骨腔内，为骨髓所生，所以"脑为髓海"，为"精明之府""元神之府"，是肾精所滋养，心神所居的地方，外通眼耳口鼻七窍。髓居骨腔内，也为肾精所化生，充养全身骨骼。骨分布全身，是髓之府，依赖筋约束，立躯干，以成人形。脉有经脉、络脉，网布周身，联络人体内外上下，用来壅遏营气与血液，令无所泄，为血之府，使气血周流五脏六腑，四肢百骸和五官九窍。女子胞就是俗语所说的子宫，居小腹内，在膀胱的后方，主通行月经，孕育胎儿。

其实还有一个奇恒之腑，那就是男子的精室。《难经·三十六难》说的"命门者，诸精神之所舍，原气之所系也，男子以藏精，女子以系胞"，似乎就有了这个意思，只是没有明确提出精室也是一腑罢了。那么，命门到底在何处呢？前边学习肾的脏象时延伸到命门，已经说过"男子以藏精，女子双系胞"，那么藏精、系胞之所当为命门所在。"人始生，先成精""生之来谓之精"，此精是指男精女血，是生育的根本。张景岳在《类经附翼》中说"俗名子肠，居直肠之前，膀胱之后，当关元气海之间，男精女血，皆存乎此，而子由是生"，又说"夫命门者，子宫之门户也，肾脏藏精之府"。女子胞在直肠之前，膀胱之后，那么在男子这个位置有输精管壶腹部、精囊腺和前列腺。道家认为"精室"在丹田，丹田是道家术语，即脐下三寸处的关元穴，是男子藏精之处。张景岳又说"故子宫者，实又男女之通称也。道家以'先天真一之炁（气）'藏乎此，为九还七返之基，故名之曰丹田。医家以'冲任之脉盛乎此，则月事以时下'，故名之曰血室"，胞，即为子宫，在男子则为精室，在女子则为血室，非独女子胞谓之子宫。《血证论》也说"男子之胞，一名精室，乃藏精之处"。《内经》说"肾者，主蛰，封藏之本，精之处也"，对这个"精之处"的"肾"的涵义过于含糊，在《难经》虽然有所新的认识，但是也语焉不详，应该是对解剖的认识不足所导致。可以充分肯定，命门这个古今争论的名词，即是指男女的内生殖器官，也即女子子宫所居之处和男子输精管壶腹部、精囊腺及前列腺三者所居之处，即所说的"血海""精室"。督、任、冲三脉皆起于胞宫，同出于会阴，谓之"一源三歧"，男子也有督、任、冲脉，当也起于此。而《素问·刺禁论》所说的"七节之傍，中有小心"，似乎就不是指此处了，此处的命门只是个穴位的名称，不是藏精、系胞的命门。明白了这些，则命门就有了准确的器官形态与功能意义，那么确定精室这一重要的男子奇恒之腑，对于认识中医男科生理、病理、病因、病机的理论并且确立治疗法则有很重要的意义。

以上粗略地学习了脏象。以五脏为中心的整体观是脏象学说的独特之处，脏象学说以基本的解剖结构为起点，以其延伸的功能来研究具有生命的人。人是以五脏为中心，通过经络与五脏所属的腑、皮部、官窍、四肢百骸等组织器官相互联系的极其复杂的一个有机整体。人体的各组成部分，形态结构不可分割，生理功能互相协调，物质代谢互相联系，在病理又互相影响，体现了形质与功能、局部与整

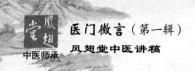
体、人体与环境的生理病理的统一观。以系统整体的观点来认识人体是脏象学说的基本特点，贯穿在中医学的解剖、生理、病理、诊断、治则、方药、预防等各个方面，在整个中医学理论体系中，处于最重要的地位。

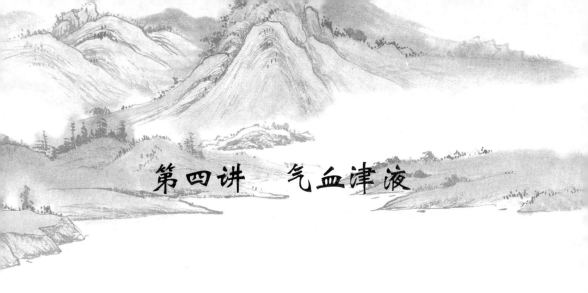

第四讲　气血津液

　　人体由机体的各种器官组织组成，有支持生命活动的营养物质和主持这些营养物质代谢的各种功能，现代医学有对这些内容的表述方式，中医学也不例外，而且是更加独特、归纳性更强的综合表述，那就是在脏象学基础上以气、血、津、液等更进一步表述的生理、病理。气、血、津、液是什么？有什么特点？它们的内涵是什么？各自有什么功能及其内在的联系有哪些？下面就带您走进气、血、津、液，了解并掌握它们在中医学里的意义。

　　前面学习了脏象。五脏六腑以及所属的诸组织器官是组成人体的基本结构，形态与功能是相互依存的，脏腑的功能活动，体现了生命的现象，这个生命活动所表现的现象称之为神，神是生命活动的高度概括。那么脏腑也必须有物质基础才能够有功能活动，这个支持功能活动的物质基础就是气、血、津液。气、血、津液与精一样首先来自于先天，受之于父母精血，在滋养脏腑、支持脏腑生理活动的过程中会不断转化消耗，但是又会在脏腑的功能活动中从饮食的摄取、消化吸收来不断补充而继续支持脏腑的生理功能，这个自我新旧更新的过程就是气化，现在就叫新陈代谢，在这个过程中，气、血、津液不但是脏腑功能活动的物质基础，又是生理功能活动的产物，伴随着整个生命的过程。那么，气血津液到底有哪些内涵、从哪里来，并且互相联系来支持生命活动的呢？

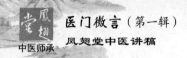
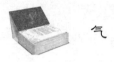 气

气，气还有个同音的文字——炁。在中国古代哲学、道教以及中医理论里，常常会有这两个炁、气出现，那么它们到底所指何物呢？炁在道教典籍里是代表一种形而上的神秘能量，这种能量不但在人身而且宇宙是物质世界运动变化的内在动力，简言之，道家认为，人之所以生，是靠充养人体的精微物质来维持生命活动，这种物质是天地的相合产物，因此强调炼化天地之气于人体，化后天之气为先天之气，并别名谓之"炁"，乃无火之气，是玄幻之物而不可见。而医家所说的气实与道家所讲有不同，中医学所讲的气，是微小的流动的精微物质以及其运动能使脏腑产生生理活动功能的总称，是有实际所指的，气的运动变化推动脏腑功能活动，生命现象才得以实现。各个脏腑的功能活动，是在气的推动下的体现，气充满人体的各个地方，无处不到。由于气的来源不同，分布各异，其功能表现也不尽相同，在人体不同的地方就有不同的功用，所以气也就有了不同的称谓。真气、大气、元气、宗气、营气、卫气等都是气，还有天气、地气、四时之气、水谷之气、五行之气、阳气、阴气、脏气、腑气，精气、神气、正气、邪气、脉气、经气、络气、风气、寒气、暑气、湿气、燥气、火气、岁气、运气、主气、客气，恶气、毒气、清气、浊气、积气、聚气等。在《内经》中所提到的与气有关系的名目还很难精确地统计出来，似乎一切都可与气发生关系，极其广泛，认识气这个东西也似乎叫人摸不着头脑。那么，气到底是什么东西呢？对于气的发现，首先是古人因为对呼吸之气的认识。呼吸的气，来自自然，看不见摸不着，而人能感受到这个气，在那时候，没有更细微的研究，并不能知道这个无形的气里边有什么东西，但是能从自我感受来体验到这个气里边是有精微物质的，能给人提供生命的活力，于是乎，气就

成了一个看不见摸不着而又有功能体现的代名词，所以，不管以气来诠释任何事物或现象，就是要说明这个事物或现象的功能。我们可以以此来分析中医经典中的气。在经典中，气有很多名目，与人生命活动有密切关系的，总结一下有大气、真气、元气、宗气、营气、卫气。

《素问·五运行大论》："帝曰，地之为下否乎？岐伯曰，地为人之下，太虚之中者也。帝曰，凭乎？岐伯曰，大气举之也。"黄帝问，大地在下边是不是这样呢？岐伯说，应该说大地是在人的下面，在太空的中间。黄帝说，它在太空中间依靠的是什么呢？岐伯说，是空间的大气把它举起来的。大气的概念似乎由此出，那就是空气了。当然，古人还没有真空这个概念，能知道脚下的大地是在太空中已经很了不起了。前边学习肺的脏象时，已经接触了宗气这个名词，那就是自然的大气，也就是清气与水谷之气结合，积于胸中气海，形成了宗气，是后天之气。《灵枢·邪客》："五谷入于胃也，其糟粕、津液、宗气，分为三隧。故宗气积于胸中，出于喉咙，以贯心脉，而行呼吸焉。"《灵枢·五味》："其大气之抟而不行者，积于胸中，命曰气海，出于肺，循咽喉，故呼则出，吸则入。"宗气在胸中气海，走呼吸的道路以推动呼吸，又贯穿心脉推动血液运行，则宗气也就是呼吸功能的代名词。近贤张锡纯先生把胸中宗气也称为大气，发明大气下陷经旨，言"宗气即大气，为其为生命之宗主，故又尊之为宗气""宗气即为大气，不待诠解"，创大气（宗气）下陷说，就是救胸中宗气这个呼吸功能的减弱或衰竭。在学习肾的脏象时，知道了元气这个概念，元气也叫原气，来自于肾，藏于下焦。相火是元气的别使，借助三焦这个通道游行全身，内而脏腑，外而肌腠，无处不到，激发推动诸脏腑的功能活动。元气就是生命活动的动力源泉，是先天之气。《灵枢·刺节真邪》："真气者，所受于天，与谷气并而充身也。"真气是先天元气与后天宗气的复合之气。真气是人体所有正气的总称。

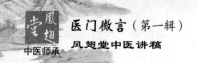

在大气、元气、宗气、真气之外，还有重要的二气，那就是营气与卫气。而且常常营卫之气同时称谓。要搞清楚营气与卫气，还是得从经典中探求。

《灵枢·营卫生会》："人受气于谷，谷入于胃，以传与肺，五脏六腑，皆以受气，其清者为营，浊者为卫，营在脉中，卫在脉外，营周不休，五十度而复大会，阴阳相贯，如环无端……营出中焦，卫出下焦。"人体从食物摄取精微物质产生功能，饮食入胃经过消化，脾吸收其精微物质向上传注到肺，五脏六腑都能得到精微物质的供养。这些精微物质中，清纯的叫营气，浑浊的叫卫气。营气运行于经脉之内，卫气运行于经脉之外，川流不息，各行五十周次而后会合。阴和阳互相贯通，终而复始，如圆环那样无端始……营气出于中焦，卫气出于下焦。营卫二气都是水谷精微物质所化生而出处不同，清浊两分，功能各异，运行的路线也是不一样的，"营行脉中，卫行脉外"。那么它们到底有什么各自的功能呢？《灵枢·邪客》："营气者，泌其津液，注之于脉，化以为血，以营四末，内注五脏六腑，以应刻数焉。卫气者，出其悍气之慓疾，而先行于四末、分肉、皮肤之间，而不休者也，昼日行于阳，夜行于阴。"营气是能泌津液化生为血，营养灌注四肢、五脏六腑的气，循脉流行，与昼夜时间相应。卫气是一种比较滑利剽悍的水谷之气，首先运行在四肢的末端和分肉、皮肤之间，而没有休止，白天行于阳，夜间行于阴，出阳则人寤，入阴则人寐。

《灵枢·营气》专门论述营气，说"营气之道，内谷为宝。谷入于胃，乃传之肺，流溢于中，布散于外，精专者，行于经隧，常营无已，终而复始，是谓天地之纪"，营气运行全身，以纳入饮食为最宝贵。饮食入胃后，传输到肺，流溢于内营养脏腑，布散于外滋养形体。其中最精纯的部分，则行于脉道之中，经常营运不息，终而复始，这是自然的规律。由于营气与血同行脉中，如沟渠中的雾气与水，相互不可分，所以常常营血并称。营气就是由水谷精微物质生成，能生化血液又与血同行脉中能使血营养周身的一种气，《素问·痹论》说"营者水谷之精气也，和调于五脏，洒陈于六腑，乃能入于脉也，故循脉上下贯五脏，络六腑也。卫者水谷之悍气也。其气慓疾滑利，不能入于脉也，故循皮肤之中，分肉之间，熏于肓膜，散于胸腹"，营是水谷所化生的精气，平和协调地运行于五脏，散布于六腑，然后汇入脉中，所以循着经脉上下运行，起到连贯五脏、联络六腑的作用。卫是水谷所化生的剽悍之气，它流动迅疾而滑利，不能进入脉中，所以循行于皮肤肌肉、熏蒸于肓膜之间，敷布于胸腹之内。这又说明了营卫二气的功能不同之处。《灵枢·本脏》说"卫气者，所以温分肉，充皮肤，肥腠理，司开阖者也……卫气和则分肉解利，皮肤调柔，腠理致密矣"，卫气有温煦肌肉，充实皮肤，使腠理肥厚，管理汗孔开合的功能……卫气功能正常则肌肉间气的流行通畅，皮肤调和柔软，腠理紧凑致密。

综合分析可以得出结论就是，营气的功能主要是化生血液和营养周身，而卫气的功能有温煦脏腑、润泽皮毛，护卫肌表、抵御外邪，管理汗孔开合来调节体温。

营卫的运行各有其规律。《灵枢·营气》："营气之道……精专者，行于经隧，常营无已，终而复始，是谓天地之纪。故气从太阴出注手阳明，上行注足阳明，下行至跗上，注大指间，与太阴合；上行抵脾，从脾注心中；循手少阴，出腋中臂，注小指，合手太阳；上行乘腋，出内，注目内眦，上巅，下项，合足太阳；循脊，下尻，下行注小指之端，循足心，注足少阴；上行注肾，从肾注心外，散于胸中；循心主脉，出腋，下臂，出两筋之间，入掌中，出中指之端，还注小指次指之端，合手少阳；上行注膻中，散于三焦，从三焦注胆，出胁，注足少阳；下行至跗上，复从跗注大指间，合足厥阴，上行至肝，从肝上注肺，上循喉咙，入颃颡之窍，究于畜门。其支别者，

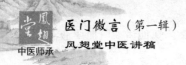

上额，循巅，下项中，循脊，入骶，是督脉也；络阴器，上过毛中，入脐中，上循腹里，入缺盆，下注肺中，复出太阴。此营气之所行也。"营气的运行，最精纯的部分，则行于脉道之中，经常营运不息，终而复始，按照手太阴—手阳明—足阳明—足太阴—手少阴—手太阳—足太阳—足少阴—手厥阴—手少阳—足少阳—足厥阴—手太阴的途径运行。卫气与营气虽然同是水谷精微化生，但是运行的路线是不一样的，营气行在脉中，一昼夜按照脏腑的顺序运行，卫气行于脉外，虽然需要傍脉道而行，但是它的循行与昼夜变化有关。《灵枢·卫气行》说"岁有十二月，日有十二辰，子午为经，卯酉为纬，……阳主昼，阴主夜，故卫气之行，一日一夜五十周于身，昼日行于阳二十五周，夜行于阴二十五周，周于五脏。是故平旦阴尽，阳气出于目，目张则气上行于头，循项下足太阳……"，按照此经文归纳一下，卫气白昼如此运行二十五周，足太阳—手太阳—足少阳—手少阳—足阳明—手阳明—足太阳是为一周，白昼人寤则卫气行手足三阳，夜晚人寐则行于五脏。"……阳尽于阴，阴受气矣。其始入于阴，常从足少阴注于肾，肾注于心，心注于肺，肺注于肝，肝注于脾，脾复注于肾为周"，就是足少阴肾—手少阴心—手太阴肺—足厥阴肝—足太阴脾—足少阴肾为一周，"亦如阳行之二十五周，而复合于目"，和白天卫气行于阳分二十五周一样，夜间行于阴分也是二十五周。《灵枢·营卫生会》也说"卫气行于阴二十五度，行于阳二十五度，分为昼夜，故气至阳而起，至阴而止，故曰日中而阳陇为重阳，夜半而阴陇为重阴，故太阴主内，太阳主外，各行二十五度分为昼夜。夜半为阴陇，夜半后而为阴衰，平旦阴尽而阳受气矣。日中而阳陇，日西而阳衰，日入阳尽而阴受气矣。夜半而大会，万民皆卧，命曰合阴，平旦阴尽而阳受气，如是无已，与天地同纪"。卫气运行于阴分二十五周，运行于阳分二十五周，以白天和黑夜来划分，所以气行到阳分为起始，行到阴分为终止。因此，当中午阳气隆盛时叫作

"重阳"，到半夜阴气隆盛时叫做"重阴"。太阴主人体内部，太阳主人体外表，卫气在太阳、太阴各运行二十五周分为昼夜。半夜是阴分之气最隆盛的时候，自半夜以后，阴气就逐渐衰减，到早晨太阳出地平线时，则行于阴分之气已尽，而阳分开始受气。中午是阳分之气最隆盛的时候，从日西斜，阳气就逐渐衰减，到日落时，则行于阳分之气已尽，而阴分开始受气。并且在半夜的时候，阴阳之气相会合，此时人们均已入睡，称为"合阴"。到早晨则行于阴分之气已尽，而阳分又开始受气。如此循环不息，和自然界昼夜阴阳的变化规律相一致。这是与以太阳、月亮运行分昼夜为一个规律。卫气的运行规律就是按照自然昼夜的规律，气至阳而人寤，气至阴而人寐。这是人生命节律的重要规律。

在历史上有个卫气出下焦与出上焦的争论，就像三焦有无形一样，各有理由，搞清楚这个问题对卫气的认识会更加深入。《灵枢·决气》："上焦开发，宣五谷味，熏肤、充身、泽毛，若雾露之溉，是谓气。"这一条给气下定义的经文就成了卫出上焦的理由，因为《灵枢·本藏》说"卫气者，所以温分肉，充皮肤，肥腠理，司关阖者也"，《灵枢·营卫生会》也说"人受气于谷，谷入于胃，以传于肺，五脏六腑，皆以受气，其清者为营，浊者为卫。"一个说卫气的功能与气的定义符合，一个说五脏所受营卫之气是肺所在的上焦位置，这三个理由共同支持卫出上焦之说。其实此三段经文均是从卫气功能作用角度论述卫气，并未涉及卫气来源于何处。事实上卫气在人身分肉、皮肤、腠理、五脏六腑无处不有，不可因上焦宣发气，便定论卫气出于上焦。"卫出下焦"命门中的元气，因为元气是诸气之源，卫气本命门元气所化，依赖中焦脾胃化生的水谷精微物质不断充养才能发挥功能，卫气的敷布又依赖肺的宣发功能，因此卫气出于下焦，资生于中焦，宣发于上焦。

气在人身无处不在，从总的来源看，不外肾中精气，水谷的精微，自然界的清气三个方面。肾中精气是先天的气，藏于肾中，水谷精微之气由脾化生，是后天的气，清气存在于自然，由肺吸入。所以，人各种气的生成与先天的精气是否强盛，后天的精微物质是否充足，肺、脾、肾三脏的功能是否正常发挥都有密切的关系，而其中脾尤其重要，故《灵枢·五味》说"故谷不入半日则气衰，一日则气少矣。"民以食为天是之谓，水谷精微之气在各种气的生成上是举足轻重的。气在人身流动不息，其运动遵循"升降出入"的基本形式。《素问·六微旨大论》："出入废则神机化灭，升降息则气立孤危。故非出入，则无以生长壮老已；非升降，则无以生长化收藏。是以升降出入，无器不有。"各个脏腑无时无刻不在或升或降或出或入的运动，且这些运动都保持着升、降、出、入的动态平衡，若升降失常，出入无序，则会气机逆乱，就会因为失去常态而发生病变。

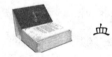

血

血，与气是表示各种功能的精微物质，难于看见不一样，血是可以看见的，运行在脉中，环周不休，运行不息的红色液体。心的推动是血液运行的动力。运行周身的血，汇聚于肺，通过肺的作用而灌注心脉以布散全身，所谓宗气贯心脉、行呼吸。血在脉中运行又有赖于脾的统摄而不外溢，即所谓脾统血，肝藏血，主疏泄，调节血液的分布。所以血的运行、功能的发挥必须依赖心、肺、脾、肝的共同配合，无论哪一脏功能失常都会造成血的运行以及功能失常。那么血有哪些功能呢？

《素问·五脏生成》："肝（目）受血而能视，足受血而能步，掌受血而能握，指受血而能摄。"内而五脏六腑，外而皮肉筋骨，四肢百骸，都必须在血运行不息的状态下才能得到充分的营养而发挥正常的功能。正是因为血运行、供养不息，才能使四肢关节活动自如，强劲有力，如《灵枢·本脏》所说"是故血和则经脉流行，营复阴阳，筋骨强劲，关节清利矣"。《素问·八正神明论》："血气者，人之神。"血是神的物质基础，血充盈才能神志清晰，精力充沛。《灵枢·平人绝谷》："血脉和利，精神乃治。"血受邪则会发生神志方面的病患，如心、肝血热或血虚都会失眠多梦，瘀血可导致发狂、健忘等。学习血的功能，要与前边学习过的气的功能相结合。气有推动、温煦、固涩的功能，则血的运行与功能都与气的关系密不可分。《灵枢·营卫生会》："血之与气，异名而同类。"气有推动、固涩作用，如果气弱就可以使血失循行常度，或不循常道而妄行，就会发生瘀血或出血的疾病，当然，气过旺盛，功能亢进也会迫血妄行，发生出血的疾病，所以，气与血，血与气的关系是个动态平衡的关系，气血循行要互相配合才能发挥功能。气为血之帅，气行则血行，血的运行必须依赖气的推动，气旺则血充，气虚则血少，气滞则血瘀，气寒则血寒，气热则血热。血为气之母，气必须依赖血才能发挥作用。它们的关系是，血液营养五脏六腑而产生气的活动，而气的正常活动又推动了血的运行。《素问·调经论》："血气者，喜温而恶寒，寒则泣（通涩）不能流，温则消而去之。"血与气都是喜欢温暖而恶寒冷的，若寒冷则气血滞涩而流动不畅，温暖则使滞涩的气血消散运行不息。《难经·二十二难》："气主呴之，血主濡之，气留而不行者，为气先病也，血滞而不濡者，为血后病也。"呴，嘘气、吹气，引申为气有带领血运行的作用，濡，濡养、滋润，引申为血有滋养的作用，气留止不行，是气先病，是病本，而血滞涩而不滋养是血后病，是病标。本与标，也可以说是因与果，所以气有统领血的作用。气弱则血难行，血虚则气难呴，故而气血常并称，不可分离。

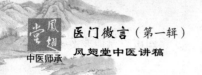

津　液

　　津液二者，是体内各种正常液体的总称，但是津与液在性质上又有区别，常把清稀的称为津，黏稠的称为液。《灵枢·决气》："何谓津？岐伯曰，腠理发泄，汗出溱溱，是谓津。何谓液？岐伯曰，谷入气满，淖泽注于骨，骨属屈伸，泄泽，补益脑髓，皮肤润泽，是谓液。"津与液皆来源于水谷精微，但二者在性状、分布和功能上有所不同，打个简单不很恰当的比喻，津是发动机的燃油，而液则是润滑油。将存在于气血之中，散布于皮肤、肌肉组织间隙并能渗入血脉，清而稀薄，流动性较大，主要参与机体水液代谢作用的称为津；将灌注于关节、孔窍、脑髓、脏腑等组织间隙，浊而黏稠，流动性较小，主要具有滋润、滑利作用的称为液。津与液二者本质相同，均来源于饮食水谷，二者相互影响，相互转化，故往往津液并称。

　　津液的生成、输布、排泄过程很复杂，涉及多个脏腑的生理活动，与胃的受纳，脾的转输，肺的宣降，肾与三焦、膀胱的气化，借助三焦为通道都有关系而来完成各个过程。《素问·经脉别论》所说"饮入于胃，游溢精气，上输于脾，脾气散精，上归于肺，通调水道，下输膀胱，水精四布，五经并行"，就是最好的诠释。津液通过脾、肺、肾、三焦、膀胱的吸收、输布来完成外达皮毛，内注脏腑，滋养全身组织器官。身体各部代谢的水液又由毛窍排泄为汗液，膀胱排泄为尿液。天冷汗孔闭而少汗则多化为尿液由膀胱排泄，则小便多，天热汗多津液外泄则小便少，是常见的生理现象。

　　津液的生成与代谢又与气血有密切关系。《灵枢·营卫生会》："血之与气，异名而同类。"津液来自饮食，脾气旺则能很好地吸收水液而津液充足，气若失去固摄作用则津液亡失，津液亡失则气更虚。气水互化，津液也是水类，气旺则津液足，津液亏则气也亏，气弱不能使津液气化，则津液变为痰饮水湿。津液失去正常的输布排泄就是不归正化，变为痰饮水湿，也会阻碍气的运行，故气化失司与水液潴留往往互为因果。《灵枢·决气》："中焦受气取汁，变化而赤，是谓血。"《灵枢·痈疽》："中焦出气如露，上注溪谷，而渗孙脉，津液和调，变化而赤为血。"血为津液所化，而血渗脉外也就成了津液。最能体现津液充足与否的是汗与尿，汗尿亡失则液脱津伤而血枯，故《灵枢·营卫生会》说"夺血则无汗，夺汗者无血"。

气、血、津液互相变化，也遵循升降出入的阴阳法则。饮食水谷在脏腑气化作用下化生津液，流行敷布全身，一部分入脉中化赤为血，一部分入髓中化合为肾精，血行脉中，渗透脉外又化为津液，津液中的废物随汗、尿排出体外。津液在全身输布流行，在三焦相火的气化作用下，若雾露之溉就成了气，气流行不休，又推动津液与血的运行以滋养脏腑、四肢百骸，产生生命活动，也就有了神。神藏于心，随血运行，又主持气、血、津液、精的正常变化，生生不息。故而气、血、津液不可分离，都是组成人体的基本物质又共同完成正常的生理活动而有了生命。若按照现代语言来说，气，就是机体微细的功能物质与其作用的总称；血，就是血液，也包括血液的诸般功能；津液，就是机体一切正常水液的总称，包括诸脏腑组织、四肢百骸、五官九窍内所含的液体及其正常的分泌物，如汗液、泪液、涕液、唾液、胃液、肠液、关节液、精液、脏器组织间隙液等。气以功能作用为体现，血、津液以水分为主体，都含有大量的营养物质，都是构成人体和维持生命活动的基本物质。

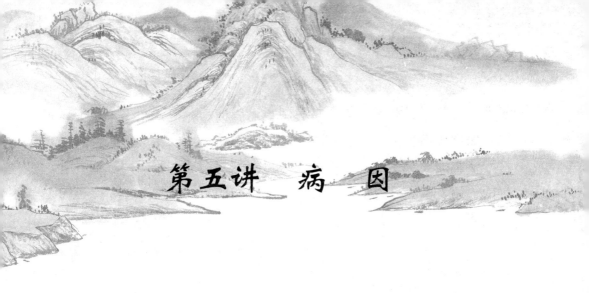

第五讲 病 因

　　人总是要生病的，既然生病就有生病的原因。现代医学随着科技的进步在不断地进取，对疾病的发生原因也在不断地探索，但是总还有很多疾病的原因不明。那么传统的中医学对疾病的发生原因有没有认识呢？看官说了，中医大夫又不用显微镜这些高科技的仪器，怎么能知道疾病发生的原因呢？这似乎确实是个问题，但是中医学还确实有对疾病发生原因的深刻认识，而且概括性极强，所有疾病都不能逃出这些范围，那么，本讲就带您去了解并掌握古老、传统的中医学对疾病发生原因的综合认知。

　　在以上三讲，我们学习了阴阳五行、脏象与气血津液，明白了中医学是如何描述人体生理的。中医的生理学是以"四时五脏阴阳"来阐述的理论，同样，这个理论也贯穿于病因、病机、病证、治则中。"四时五脏阴阳"理论认为人体与自然保持着"通应"与"受收"的联系，人与自然是一个统一的整体，自然界的变化也必然影响人的疾病的发生、发展与转归，这是一般规律。

　　病因，顾名思义，是疾病发生的原因，又称为致病因素。病因就是研究致病因素及其性质、特点的，学习致病因素的不同性质、特点，发病规律，对于正确认识疾病、积极主动地预防乃至于治疗都有很重要的意义。《素问·阴阳应象大论》："天有四时五行，以生长化收藏，以生寒暑燥湿风；人有五脏化五气，以生喜怒悲忧恐。"由于人体五脏阴阳通于自然四时阴阳，五脏的功能活动必须互相生克制化，保持协调平衡，才能发挥正常的生理活动，所以，自然的气候反常，情志的异常变化，破坏了人与自然的协调统一，就会扰乱五脏之气的协调，就会导致疾病的发生。故自然的气候异常变化、情志的过度刺激，在一定的范围内，特定的情况下，就成了致病因素。"喜怒伤气，寒暑伤形"，就高度概括了自我情志的异常活动与外界气候变化的致病因素。

致病因素主要分为阴阳两大类。《素问·调经论》："夫邪之生也，或生于阴，或生于阳。其生于阳者，得之风雨寒暑；其生于阴者，得之饮食居处，阴阳喜怒。"邪气伤人而发生病变，或发生于阴的内脏，或发生于阳的体表。病生于阳在表的，都是感受了风雨寒暑邪气的侵袭；病生于阴在里的，都是由于饮食不节、起居失常、房事过度、喜怒无常所致。阴主内，阳主外，这句经文就成了归类内因、外因的原始法则。风寒暑湿燥火自然界的六气，感人而病就是六淫，是生于阳部的病。饮食起居，房事喜怒是生于阴部的病。正是因为致病因素有阴阳内外的不同，所以就有了外感与内伤两大类疾病，为探索致病因素奠定了基础。

《金匮要略·脏腑经络先后病脉证第一》："夫人禀五常，因风气而生长。风气虽能生万物，亦能害万物，如水能浮舟，亦能覆舟。若五脏元真通畅，人即安和，客气邪风，中人多死。千般疢难，不越三条。一者经络受邪，入脏腑，为内所因也。二者四肢九窍，血脉相传，壅塞不通，为外皮肤所中也。三者房室金刃，虫兽所伤。以此详之，病由都尽。"五常，就是五行，说因风气而生长，是简言人因为呼吸而生长而代言五行，就是说人禀五行而生长，五行虽然可以生长万物，也能害万物。五行的太过不及都是变态不是常态，就像水能够承载船也能把船颠覆一样。五脏的真气通畅，那么人就无病，外界来的病邪之气，伤害人容易死亡。千般的灾难不过三条，这三因，也就是内因、外因、不内外因的致病学说的起源。三因致病说，就是"经络受邪，入脏腑，为内所因也"，说的是内因，"四肢九窍，血脉相传，壅塞不通，为外皮肤所中也"说的是外因。《内经》有"正气存内，邪不可干""邪之所凑，其气必虚"的论点，就是说人受外界的致病因素而得病，与人体自我的正气强弱，也就是抗病能力，正邪的较量有关系。"经络受邪，入脏腑"的病邪由外入内是"为内所因"，是因为正气弱的缘故；"四肢九窍，血脉相传，壅塞不通"是因"为外皮肤所中"，邪气强的缘故。正气弱、邪气强导致疾病，就应证了"五脏元真通畅，人即安和，客气邪风，中人多死"的论点。其二"房室金刃，虫兽所伤"是个内外因。以这三个方面来详细地探讨，可以把病的缘由都说清楚了。陈无择《三因极一病证方论》"六淫，天之常气，冒之则先自经络流入，内合于脏腑，为外所因；七情，人之常性，动之则先自脏腑郁发，外形于肢体，为内所因；其如饮食饥饱，叫呼伤气，尽神度量，疲极筋力，阴阳违逆，乃至虎野狼毒虫，金疮折，痓忤附着，畏压溺等，有背常理，为不内外因。《金匮要略》有言'千般疢难，不越三条'，以此详之，病源都尽。如欲救疗，就中寻其类例，别其三因，或内外兼并，淫情交错，推其深浅，断其所因为病源，然后配合诸证，随因施治，药石针艾，无施不可"，更明确地提出了三因致病说。

外感六淫邪气是外因，五脏情志所伤为内因，饥饱失宜，劳逸无度，意外伤害等是不内外因。其实，第三因除了意外所伤之外，都可以归结为内因。

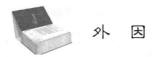

外 因

外因，顾名思义，就是外来的致病因素，包括六淫与疫疬。风、

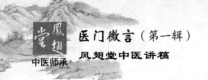

寒、暑、湿、燥、火，是自然界正常的六气，在正常的情况下是自然界的气候变化，不是致病因素。在六气太过或非其时又有其气的情况下，人若感召或不能适应，就会成为致病因素，称为六淫。淫，淫胜，太多的意思。《素问·六节藏象论》："谨候其时，气可与期，失时反候，五治不分，邪僻内生，工不能禁也。"谨慎地预测时令，气候的到来是可以预期的。如果不是这个时令反而有了这个气候，以至于五行之气不按照节令来分开，不正的邪气使人内脏生病的时候，医生也不能控制了。六气淫胜就是邪气，可侵袭人体而为病，假若人体抗病能力低下，即使是正常的气候变化也可以导致疾病的发生，这个时候也可以把致病的邪气称为六淫。由于六淫致病，从外侵袭人体导致疾病，先发病于表，所以六淫就成了一切外感疾病致病因素的总称。六淫是外在的致病因素，有各自的特点，以及发病之后机体应对六淫出现的各自不同的证候，所以就形成了病象。从病象的角度去领会六淫的各自致病特点，是学习、掌握六淫病因的要点。犹如脏象学也从六气取象，在疾病的发展过程中，由于脏腑功能的失调，就会形成类似六淫特点的证候，被称为"内生六淫"，这是六淫的延伸意义，也属于病机、病证的范畴。那么，六淫有什么致病特点以及病象呢？

《素问·缪刺论》："夫邪之客于形也，必先舍于皮毛；留而不去，入舍于孙脉；留而不去，入舍于络脉；留而不去，入舍于经脉；内连五脏，散于肠胃，阴阳俱感，五脏乃伤。此邪之从皮毛而入，极于五脏之次也。"大凡病邪侵袭人体，必须首先侵入皮毛；如果逗留不去，就进入孙脉，再逗留不去，就进入络脉，如还是逗留不去，就进入经脉，并向内延及五脏，流散到肠胃；这时表里、阴阳都受到邪气侵袭，五脏就要受伤。这是邪气从皮毛而入，最终影响到五脏的次序。六淫为病，发病急，传变快，多先伤肌表，治疗不当或失治即可由表入里，由浅入深，由皮毛而逐渐深入脏腑。六淫伤人既可单独为病，还可兼夹其他邪气，甚至多邪气合并为病，还会在一定的条件下互相转化。

（风）风为春季主气，但是一年之中时时有风，四季皆有，是最常见的外邪致病病因，风性发泄升扬，善动不居，变化无定。故风邪伤人，在表或稽留于皮毛，或逗留于肌腠，或上行于巅顶，或游走于周身经络；或入半表里，或入肠胃，或入五脏，故风邪为病，症候变化多端。《素问·风论》："故风者，百病之长也，至其变化，乃为他病也，无常方，然致有风气也。"风邪是多种疾病的发病因素，至于它产生的变化，能引起其他各种疾病，就无一定常规了，但其病因都是风邪入侵。六淫若分阴阳，则暑统风火为阳，寒统燥湿为阴。风为阳邪，具有开泄、轻扬、向上、向外、升散的特性，所以风邪伤人多侵犯上部。《素问·太阴阳明论》："伤于风者，上先受之。"风性疏泄，易使人腠理开泄而汗出，所以恶风就成了风证的一个特性，当然，这个特性也是从风的疏泄之象来认识的，"太阳病，发热汗出，恶风脉缓者，名为中风"，在杂病中恶风汗出，也成为一个风象，并不一定就是受风所致。寒、暑、湿、燥、火等诸邪气都可依附于风，与风同时为病，所以有风寒、暑风、风湿、风燥、风火的诸多病理变化，故"风者，百病之始"。凡具有轻扬、开泄、善动不居的特点的外邪或脏腑病变导致的具有风象的病候就称为风。

（寒）寒为冬季主气，寒性闭藏收敛，冬令多寒病。寒邪属于阴邪，易伤阳气，其性质凝滞、收引，所以寒邪束表，卫阳被郁，不温肌肤，就会恶寒怕冷甚至战栗。《素问·调经论》："阳受气于上焦，以温皮肤分肉之间，今寒气在外，则上焦不通。上焦不通，则寒气独留于外，故寒慄。"卫外的阳气承受于上焦，以温煦皮肤分肉之间，现在寒气侵袭于外，使上焦不能宣通，阳气就不能充分外达以温煦皮肤分肉，如此则寒气独留于肌表，因而发生恶寒战栗。《伤寒论》："太阳病，或已发热，或未发热，必恶寒、体痛、呕逆、脉阴阳俱紧者，名曰伤寒。"寒邪伤在肌表就叫伤寒，当然，也可以说是邪伤在肌表有寒的病象。如果寒邪直中于里，损伤脏腑阳气者，那就谓之"中寒"。伤及脾胃，则纳运升降失常，以致吐清涎泻稀水而脘腹冷痛；肺脏受寒，则宣发、肃降失职，表现为咳嗽喘促，痰液清稀甚或水肿；寒伤脾肾，则温运气化失职，表现为畏寒肢冷、腰脊冷痛、尿清便溏、水肿腹水等；寒邪直中少阴心肾，则可见恶寒蜷卧、手足厥冷、下利清谷、精神萎靡、脉微细等。凝滞，即凝结阻滞的意思。人身气血津液的运行，需要阳气的温煦推动，才能畅通无阻，寒邪侵入，气血失于阳气温煦，就会凝结阻滞不通，不通则痛，所以疼痛是寒邪致病的重要特征及其病象之一。因寒而痛，得温则气血升散、运行则疼痛缓解。由于寒邪侵犯的部位不同，所以病状各异。若寒客肌表，凝滞经脉，则头身肢节剧痛；若寒邪直中于里，阳气凝滞，则胸、脘、腹冷痛或绞痛。收引，即收缩、拘挛、牵引的意思。"寒则气收"，寒主收引，可使气机收敛，腠理闭塞，经络筋脉收缩而挛急；寒客关节，则收缩拘急，以致拘挛作痛、屈伸不利或冷厥不仁。

（暑）暑为夏季主气，暑性炎热发泄，暑与热，其性质类同，故而暑热常常并称。暑为气候的称谓，热为暑的性质，因暑而病热，就叫暑温或暑热。一般来说，夏季热病，先夏至日为病温而轻，后夏至日为病暑而重，但是也没有绝对的界限。暑性炎热，主升散、开泄。《素问·举痛论》："炅则腠理开，荣卫通，汗大泄，故气泄。"炅，火上有日，谓暑之热极。天热人随汗出而泄热，是调节体温的生理现象，若暑热相加而伤，则腠理开而汗大出，耗津液而伤阳气。《素问·热论》："暑当与汗皆出，勿止。"暑病生热，当邪气与汗同出，不应当止汗。然而，暑热伤气耗津液，可使腠理开泄而汗多伤津液，津液亏损，就可出现口渴喜饮，唇干舌燥，尿赤短少等症状。在大量汗出的同时，往往气随津泄，而导致气虚，故伤暑，可见到气短乏力，甚则突然昏倒为中暑不省人事。若兼见四肢厥逆，冷汗自出不止，就是阳气随着津液而耗散，是为暑厥，则阳热变为阴寒。暑热引动肝风可见四肢抽搐，颈项强直，甚则角弓反张，称为暑风。夏季多雨，气候湿润，暑热蒸发水湿，则变为湿热，所以暑邪多兼夹湿邪为患，称为湿温。

⑱ 湿为长夏主气，夏秋之交，炎热而多雨水，湿热熏蒸氤氲，此时时令病则湿多与热合，兼夹为病而显出湿邪的黏腻特性，如油入面，最为缠绵难分难解。湿邪外侵，则令人头重身困，四肢酸楚，身热不扬，故《素问·生气通天论》说"因于湿，首如裹"。湿也水类，性质趋下，故又显出重浊的特性，有下走的趋势，容易伤人阴位，若湿流下焦为害，则小便浑浊不利、大便溏泄，或下利脓血，或使女子带下黏稠腥秽；若流注关节，则关节酸痛、沉重、活动不利，痛处不移，甚至流注腿胫而肿胀，所以《素问·太阴阳明论》说"伤于湿者，下先受之""湿盛则濡泄"。湿为阴邪，易伤阳气，阻遏气机，使气机升降无序而胸脘痞闷，小便短涩，大便溏薄黏腻。湿易与寒、热相合为病。以上这些都是湿邪的病象。

⑲ 燥为秋季主气，秋季来临，气候干燥，有收敛之象，故干涩是燥气的特征。《素问·阴阳应象大论》："燥胜则干"。燥性干涩，易伤津液，所以伤燥则易出现伤津液而干涩的症状，如口咽干燥、皮肤干燥、甚至皮肤干裂，毛发不荣，小便短少，大便干结等。《素问·至真要大论》说"诸涩枯涸，干劲皴揭，皆属于燥"。燥湿属性正好相反。在人身肺为娇脏，喜润恶燥，肺主气司呼吸，开窍于鼻，外合皮毛，故燥邪可从口鼻及皮肤侵入人体，劫伤肺津，影响肺的宣发与肃降功能，出现干咳，或痰少黏而难咯，甚则咳血丝痰、喘逆胸痛的症状。肺又为水之上源，与大肠相表里，燥邪伤肺耗津，可导致肠燥而大便干结。六淫属性有阴阳之分，关于燥邪的阴阳属性，历来有争议。一般来说，初秋有夏季的余热，或久晴无雨，秋阳干曝，燥与温热相合侵犯人体为病，则成温燥；深秋近冬，来西风肃杀

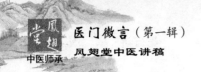

而寒凉，燥与寒凉相合侵犯人体为病，则形成凉燥，故又有燥为次寒之说。风暑火属阳，寒湿属阴，这个很好确定，然而风邪可兼夹寒邪，湿与热合可为湿热。风、湿二邪都可兼有阴阳的属性，得具体分析，燥也如此。王孟英《温热经纬》："所谓六气，风、寒、暑、湿、燥、火也，分为阴阳，则《素问》云'寒暑六入，暑统风、火，阳也；寒统燥、湿，阴也'"。若以春夏阳气上升而阴气下降属阳，秋冬阳气下降而阴气上升属阴，来解释燥邪属于阴邪似乎也无不妥。喻嘉言《医门法律》："燥与湿有霄壤之殊，燥者天之气也，湿者地之气也。水流湿，火就燥，各从其类。"这是以水火相互比较来把燥定为阳邪。要说分析透彻，该从张景岳，《景岳全书》："湿燥二气虽亦属外邪之类，但湿有阴阳，燥亦有阴阳。湿从阴者为寒湿，湿从阳者为湿热。燥为阳者因于火，燥从阴者发于寒。"这是从邪气致病的临床表现角度来分析邪气的阴阳属性，就是说燥与湿都易从阴阳寒热而为合邪，燥致津伤，治当润，兼寒则治以温润，兼热则治以凉润。若以六气的本质属性来定位阴阳，那么燥还当为阴。

（火）　火为温、热亢盛到极致的邪气。温为热之渐，热为温之甚，火为热之极。火为阳邪。火性炎上燔灼，故火邪也易于侵犯上部，出现如头痛、面红、咽喉红肿、牙龈肿痛、口腔糜烂等病症。火邪伤人则机体阳气亢奋，出现热、赤等符合火性的病象。"壮火食气""壮火散气"。火很容易消耗津液而伤及正气，迫津液外泄而多汗，津液消耗而出现口渴喜饮，咽干舌燥，小便短赤，大便秘结等伤津的症状，也会出现乏力少气等气虚症状。津液受灼，就可动血，热极生风，可出现高热、神昏、四肢抽搐、两目上视、角弓反张，迫血妄行，或灼伤脉络，引起各种出血的病症，如吐血、衄血、便血、尿血、发疹、发斑、崩漏等症状。火之极致，便为毒，壅遏营血，可发为疮痈，称为火毒。火邪一般不单独为病。外来之火，多为风、寒、暑、湿、燥邪转化而来，即所谓"六气皆从火化"，其化火的缘由一般有三。其一，郁遏化火，如风寒相合，由寒化热，由热化火；暑本热，热极为火；燥甚则干，火就燥来；湿与热合，氤氲化火等。其二，因人而异，感外邪则阳盛之体或阴虚之质易于化火。其三，与侵入病位有关，如诸邪入阳明胃土，无所复传，则易从燥而火化。其四也与治疗有关。至于"五志化火"是脏腑功能紊乱，气血阴阳失调所致，将在病机一讲中探讨。

(疫)(疠) 在六淫之外，还有疫疠邪气，在经典中也称为"毒气"。疫，从疒，从殳，如奴役，诸人皆病；疠，《说文》恶疾也，也就是现在所说的强烈的急性传染病之类的病邪。《素问遗篇·刺法论》"五疫之至，皆相染易，无问大小，病状相似，不施救疗"，指出了疫疠起病急剧，传染力强，变化快，而且病情严重险恶，不及时救治，迅速死亡的基本特性，所以有"疠大至，民善暴死"之论。医家也称疫疠为戾气、异气、乖戾之气，随着医疗实践的深入，对疫疠有了更深刻的认识，称为瘟疫，指出瘟疫不同于六淫，是另外的一种病邪，致病途径多由口鼻而入，由于毒性强烈，传染性极强，可以引起大规模的流行。隋·巢元方《诸病源候论》："人感乖戾之气而生病，则病气转相染易，乃至灭门。"明·吴又可《瘟疫论》："瘟疫之为病，非风、非寒、非暑、非湿，乃天地间别有一种异气所感""此气之来，无论老少强弱，触之者即病，邪自口鼻而入"。当然，这里说的传染途径只是靠空气传播的烈性传染病，还有别的途径传播的。疫疠邪气的种类繁多，各种疫疠只能导致相应的病症，如大头瘟、蛤蟆瘟、白喉、疫痢、霍乱、流感等，包括现代医学所说的诸多传染病和烈性传染病。疫疠的发生与流行，除与社会因素，如大兵大灾、卫生条件等有关外，还与自然气候的反常，如久旱、久雨、酷热、雾露瘴气等有关系。因为瘟疫的快速致病特点，往往来不及救治，故重在预防。因为疫疠病邪也是从外来的邪气，所以也就归纳在外因之中。

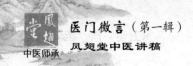
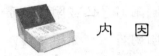

内 因

内因致病，有七情、饮食、劳逸致病的区别，但是也常常相互兼夹为病。七情即喜、怒、忧、思、悲、恐、惊，在生理情况下是人的正常神智活动，在剧烈的刺激或情志变动持久时，才会成为致病因素。七情致病不同于外因的六淫，六淫致病由外而内，而情志致病起于内，直接损伤脏腑气机。饮食是人摄取营养物质，保持生命活动的必需的行为，是生来具有的行为，不是致病因素，只有在饮食失宜的情况下才是致病因素，饮食不节或不洁，饥饱失宜，五味偏奢，都可致病。劳动是正常的社会活动，劳包括形体劳动、心理活动与房事等，过劳、过逸都可成为致病因素。

《素问·举痛论》："百病生于气也。怒则气上，喜则气缓，悲则气消，恐则气下，寒则气收，炅则气泄，惊则气乱，劳则气耗，思则气结。"暴怒则气上逆，大喜则气缓和，悲哀则气消散，恐惧则气下陷，遇寒则气收聚，受热则气外泄，过惊则气混乱，过劳则气耗损，思虑则气郁结。正如《灵枢·百病始生》所说，"夫百病之始生也，皆生于风雨寒暑，清湿喜怒，喜怒不节则伤脏，……脏伤则病起于阴也。"许多疾病的发生，都与风、雨、寒、暑、清、湿等外邪的侵袭，以及喜、怒等情志内伤有关，若喜、怒等情志不加节制，就会使内脏受伤，……五脏在内为阴，所以说脏伤则病起于阴。《灵枢·口问》："大惊卒恐则血气分离，阴阳破散，经络厥绝，脉道不通，阴阳相逆，卫气稽留，经脉虚空，血气不次，乃失其常。"不次，就是不按照正常的次序运行，因此在一定的条件下，情志是致病因素。《灵枢·寿夭刚柔》："风寒伤形，忧恐忿怒伤气。"情志是内伤疾病的重要因素之一。脏象学的"四时五脏阴阳"理论认为，情志活动以五脏的精气为物质基础，五脏的病变可以导致情志的异常活动，反之，情志的过度变动也会导致五脏的功能变化而导致疾病的发生。正如《素问·阴阳应象大论》所说五脏的情志与伤害，肝"在志为怒，怒伤肝"、心"在志为喜，喜伤心"、脾"在志为思，思伤脾"、肺"在志为忧，忧伤肺"、肾"在志为恐，恐伤肾"。《灵枢·本神》："是故五脏主藏精者也，不可伤，伤则失守而阴虚；阴虚则无气，无气则死矣。"这种情志生于五脏，又伤五脏的理论，在疾病诊断治疗中有很重要的指导意义。心藏神，为五脏六腑之大主，情志活动虽然分属于五脏，但是都与心"精神之所舍"有重要的关系。只有心神先伤或活动异常，不能统制它脏，才会发生它脏情志的病理变化，正如《素问·口问》所说，"故悲哀愁忧则心动，心动则五脏六腑皆摇"。试简述情志致病如下。

喜为心志，一般来说，适度的欢喜能缓和情绪的紧张，使心情舒畅，气血畅达，有利于健康，即所谓"喜则气缓"。《素问·举痛论》："喜则气和志达，荣卫通利，故气缓矣。"然而，过度的欢喜则伤心，使心气过缓，甚至涣散不收，心即不能主持神，甚至出现发癫、发狂的病症。《灵枢·癫狂》："狂者多食，善见鬼神，喜笑而不发于外者，得之有所大喜。"

怒为肝志，怒则气上。微怒可以使肝气条达，气血不至于郁滞，有利于健康，暴怒则使肝气生发太过，而气血上逆为病。肝藏血，气上过度就是逆，血随着气逆上而冲脑犯心。《素问·生气通天论》："阳气者，大怒则形气绝，而血菀于上，使人薄厥。"气血过度上逆，使人昏厥，甚至发生出血的病症。"薄厥"是个症状，可以为脑内出血导致。《素问·举痛论》："怒则气逆，甚则呕血。"伤及阳络而呕血。

悲忧同为肺志，悲则气消，过度悲伤忧愁则气下而不举，则短气

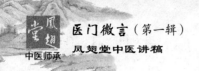
太息，就是出气呼吸不顺畅而喜欢出长气，胸膈则满闷痞塞，意志消沉，所以《灵枢·本神》说，"愁忧者，气闭塞而不行"。《素问·通评虚实论》也说，"隔塞闭绝，则暴忧之病也"，甚至还出现食道闭塞不通，饮食不下的症候。气机郁闭过久还可以化火，消耗精气，出现气乏形容憔悴的表现，如《素问·举痛论》所说，"悲则心系急，肺布叶举，而上焦不通，荣卫不散，热气在中，故气消矣"，悲哀过甚则心脉拘急，肺叶发胀就举起来了，不能行使肃降的功能，导致上焦不通，则营卫之气不能宣散，热气郁结在内，所以会使气消。

思为脾志，思则气结。思虑过度会使脾气郁结而中焦气结，土运不畅而发生脘腹痞闷、不思饮食的病症。脾不能转输精微营养肌肉，甚则肌肉销铄干枯。《素问·举痛论》："思则心有所存，神有所归，正气留而不行，故气结矣。"思虑太多心绪就会纠结在某一处，使心神留止、气血归结在一处，留止就会不能运行，因此发生气机郁结。

恐为肾志，恐则气下。过度恐惧会使肾受伤，使肾气不固，可以有二便不禁的情况发生。"恐则精却，却则上焦闭，闭则气还，还则下焦胀，故气不行矣"，恐惧就会使精气退却，精气退却就会使上焦的气闭塞，上焦不通，还于下焦，气郁下焦，就会胀满不行，所以说恐则气下。长久的恐惧状态可以使肾精流失，正如《灵枢·本神》所说，"恐惧而不解则伤精，精伤则骨酸痿厥，精时自下"，日久的恐惧不解就会伤害肾精，肾精伤则骨节酸软痿弱，四肢发冷，精液时时外流。

情志所伤不但能够伤及本脏所藏的神，也可以伤及他脏所藏的神，如《灵枢·本神》所说，"心，怵惕思虑则伤神，神伤则恐惧自失。破䐃脱肉，毛悴色夭死于冬"，因惊惕和思虑太过而伤及心所藏之神，神伤便会时时恐惧不能自主，久而大肉瘦削，皮毛憔悴，气色枯夭，严重了会在冬季死亡，当然，此处说的死亡也不一定，但是若任其发展下去，死亡的顾虑还是有的。"脾，愁忧而不解则伤意，意伤则恍乱，四肢不举，毛悴色夭死于春。肝，悲哀动中则伤魂，魂伤则狂忘不精，不精则不正，当人阴缩而挛筋，两胁骨不举，毛悴色夭死于秋"，因忧愁不解而伤及脾脏所藏的意，意伤便会恍惚心乱，手足无力举动，皮毛憔悴气色枯夭，严重了会在春季死亡。伤及本脏神，则死于五行所属的侮本脏的季节，脾为土脏，则死于木气发生的春季。因悲哀太过而伤及肝所藏的魂，魂伤便会狂妄而不能精明，导致举动失常，同时使人前阴萎缩，筋脉拘挛，两胁不能舒张，皮毛憔悴，气色枯夭，肝为木脏，则死于金气收敛的秋季。"肺，喜乐无极则伤魄，魄伤则狂，狂者意不存人，皮革焦，毛悴色夭死于夏。肾，盛怒而不止则伤志，志伤则喜忘其前言，腰脊不可以俛仰屈伸，毛悴色夭死于季夏"，喜本为心志，大喜则心志过旺而伤肺，因喜乐太过而伤及肺所藏的魄，魄伤便会使人发狂，狂妄而不在意他人，皮毛憔悴，气色枯夭，肺为金脏，则死于属火的夏季。因大怒不止而伤及肾所藏的志，志伤便会记忆力减退而忘记以前说的话，难以低头抬头，腰脊也难弯曲伸直，皮毛憔悴，气色枯夭，肾为水脏，则死于属土的长夏。人的情志活动很复杂，这些情志的异常变动常常会互相交替出现而伤及多脏，因为五脏的功能都是相关联的。

情志的活动不但能单独致病，也可复合致病。在疾病的发生发展过程中，情志的异常变动常常会左右疾病的一般传变规律而使病情恶化。《素问·玉机真脏论》："然其卒发者，不必治于传，或其传化有不以次，不以次入者，忧、恐、悲、喜、怒，令不得以其次，故令人有大病矣。因而喜，大虚则肾气乘矣，怒则肝气乘矣，悲则肺气乘矣，恐则脾气乘矣，忧则心气乘矣，此其道也。"假如骤然暴发的病，就不必根据相传的次序而治，有些病是不依五脏相传的次序传变的，为什么不按照一般规律来传变呢？是因为有忧、恐、悲、喜、怒情志所影响，就不依照五脏次序相传了，所以就使人生大病了。之所以病相传不按照依次的顺序，就是因为有情志的变动在作怪，情志的变动会使脏气发生变化，脏气的强弱会发生乘侮而改变病情。如过喜则心气涣散，肾气乘其虚而侮心，大怒则肝气乘脾，或因悲伤，则肺气乘肝；或因惊恐，则脾气乘肾；或因大忧而心气乘肺。这就是五志过激的变动，使病邪不依次序传变的道理。故而七情为病，内伤五脏，导致气机失常，功能紊乱。七情对应所属的脏而伤，是常。同时一种情志的剧烈变动也会伤及他脏，或几种情志同伤一脏，这是变。知常达变，在于具体问题具体分析。

饮食为人摄取营养物质必需的正常行为，并非为致病因素，只有在饥饱失宜、饮食不洁、五味偏嗜、冷热不均的情况下，饮食才能成为致病因素。饮食以合适为度，过多地吃喝会导致脾胃肝肠的负担过重。《素问·痹论》："饮食自倍，肠胃乃伤。"为口腹之欲而超过了身体的接受能力，长此以往，就会损伤肠、胃、肝、脾等脏腑。现在那么多的"三高""糖尿病""痛风"等多与饮食不节制有关。《素问·生气通天论》说，"高粱之变，足生大丁，受如持虚"，高同膏，丁通疔，肥甘厚味吃多了足以导致生大疔，就像拿个空的器皿接受东西一样。"因而饱食，筋脉横解，肠澼为痔，因而大饮，则气逆"，因为吃得太饱而肠胃横满，阻碍升降的气机，会发生筋脉弛纵、下利赤白、痔疮等病症。因为饮酒过多，就会使气机上逆。举这些例子就是说饮食要适度才可，出入保持一定的平衡，就不容易发生伤食而导致的疾病。饮食不洁就好理解了，吃了不干净的食物或饮料，会导致胃肠的疾病，如腹痛腹胀、恶心呕吐、大便下利等。五味偏嗜就是偏爱某种味道的饮食。《素问·生气通天论》："阴之所生，本在五味；阴之五宫，伤在五味。"五脏所藏的阴精，本来是资生于五味，而藏阴精的五脏也会被五味的不节制偏嗜而伤害。若食某味过多过久，会导致五脏气的偏盛或偏衰，扰乱五脏的生克制化关系，就要发生疾病了。以现在的话来说，就是偏食挑食导致营养不均衡而导致疾病。冷饮过度会伤及肺与胃肠，"形寒饮冷则伤肺"，肺伤会发生咳嗽气逆的病变。《素问·咳论》："其寒饮食入胃，从肺脉上至于肺，则肺寒，肺寒则外内合邪，因而客之，则为肺咳。"吃多了凉东西同样也可以伤害胃肠发生腹痛腹泻的问题。嗜好过热的饮食也会导致消化管道的损伤，或过多食用性质热的食物而使生内热。

《素问·宣明五气篇》："五劳所伤。久视伤血、久卧伤气、久坐伤肉、久立伤骨、久行伤筋，是谓五劳所伤。"过度的疲劳可以伤耗五脏的精气，如久视劳心而伤血，病在心；久卧则气运行受碍而伤气，病在肺；久坐血脉流动不畅而伤肉，病在脾；久立劳及腰、膝、胫等而伤骨，病在肾；久行使筋疲惫而伤筋，病在肝。又有大饱伤脾，大怒气逆伤肝，强力举重、久坐湿地伤肾，形寒饮冷伤肺，忧愁思虑伤心，风雨寒暑伤形，恐惧不节伤志的七伤之说，也包含了一些情志在内。《金匮要略》则把食伤、忧伤、饮伤、房室伤、饥伤、劳伤、经络荣卫气伤作为七伤。《素问·举痛论》："劳则气耗，……劳则喘息汗出，外内皆越，故气耗矣。"过度用力劳动就会呼吸急迫而喘息，气耗于内，汗出则卫气散于外，所以说内外的气都耗伤了。肺气过度耗伤则呼吸无力而倦怠嗜卧，卫气耗伤则卫外不固而易外感。《素问·调经论》："有所劳倦，形气衰少，谷气不盛，上焦不行，下脘不通，胃气热，热气熏胸中，故内热。"过度劳倦则伤形伤气而形气衰少，脾胃不能消化转输水谷的精微，上焦既不能宣发五谷气味，下脘也不能化水谷之精，胃气郁而生热，热气上熏于胸中，所以就发生内热，可见气虚可以内生虚热。这就是李东垣阐发劳倦内伤的理论基础。劳心过度，暗耗心血，则心神失养，思虑过度，饮食无味，则伤及脾气，过度的思想无穷即可损伤脏气，而导致五脏的功能异常变化。《素问·生气通天论》："因而强力，肾气乃伤，高骨乃坏。"强力，入房太多，肾精耗伤，腰膝酸软，则损伤腰椎骨。肾精消耗过度，在男子则易引起遗精滑泄，阴器痿弱，在女子则易引起月经不

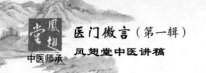
调，带下白浊，正如《素问·痿论》所说，"入房太甚，宗筋弛纵，发为筋痿及为白淫。""前阴者，宗筋之所聚"，这里宗筋指男子阴器，房事过多则伤及阴器，弛纵而无约束就会筋痿，小便滴白为白淫。肾为先天之本，肾精耗伤就会导致早衰。《素问·上古天真论》："以酒为浆，以妄为常，醉以入房，以欲竭其精，以耗散其真，不知持满，不时御神，务快其心，逆于生乐，起居无节，故半百而衰也。"把酒当饮料，把这种不合理的反常的生活作为习惯，醉酒还要行房，恣情纵欲而使阴精竭绝，使真气耗散，不知保持精气的充满，不善于统驭精神，而求一时之快，违逆人生乐趣，起居无规律，所以到半百之年就衰老了。现在我们知道，男子的精液主要由精囊腺及前列腺分泌，而精液中含有大量前列腺素，前列腺素是有强大生理作用的活性物质，对内分泌、生殖、消化、呼吸、心血管、泌尿及神经系统均有作用，应该就是肾精的主要组成部分，所以，房劳过度而伤肾是有物质基础的。

过度劳动可以伤害形气，而过度安逸也会对身体造成伤害，不参加劳动与锻炼，气血就会运行不畅通，脾胃的消化功能就会呆滞而食少乏力，身体软弱，精神萎靡，正气弱，抵抗力下降，容易感召外邪继而发生其他脏腑病变。

不内外因

不内外因，顾名思义，就是在外因与内因之外的致病因素，如意外伤害、中毒与感染寄生虫等。外伤如跌仆坠落，金刃创伤，烧烫火伤，强力努伤等都会伤及皮肉筋骨，或肌肤瘀血肿痛，出血，或筋伤骨折，关节脱臼等。皮外伤浅而易见，伤及筋骨则深而难见。《素问·邪气脏腑身形》："有所堕坠，恶血留内。"《素问·脉要精微论》："当病坠若搏，因血在胁下，令人喘逆。"外伤多导致瘀血，血瘀气滞，若瘀血留在胁下，则转侧不能，甚至咳嗽不得而气息急迫。若瘀血在腹，可有腹胀，二便不通的症状出现，正如《素问·缪刺论》所说"人有所堕坠，恶血留内，腹中胀满，不得前后"。外伤还可以直接伤及内脏器官和大血管导致内出血，不急救治，可以导致死亡。此外，毒蛇、毒虫、猛兽、狂犬、误食毒物等都会导致伤害，寄生虫多由食物或体外进入人体，各自都有不同的表现。

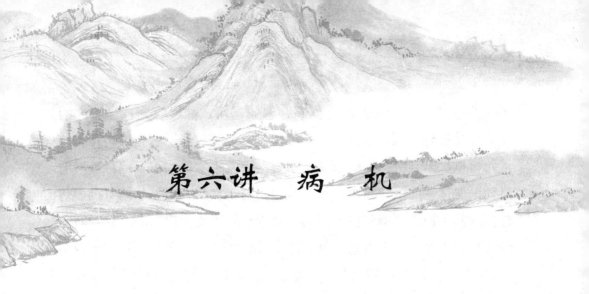

第六讲　病　机

　　疾病有发生的原因，就有发生、发展的内在机制。现代医学对于疾病的发病机制有详细的认知，已发展到微观分子水平，中医学从远古走来，没有那些微观的认识，似乎对疾病的发生机制认知很粗糙，那么是怎样认知疾病的发生、发展机制，并且有力地指导治疗的呢？本讲带您走进中医所表述的疾病发生、发展乃至于疾病转归、预后的独特病机理论。

　　前边我们学习了导致疾病发生的原因，哪些是致病因素。那么，在致病因素的影响与作用下，疾病是如何发生、发展、变化的呢？由此就不得不说疾病发生、发展、变化的一般规律及其内在的机制，这就是病机。机，机要、机关，《说文》"主发谓之机"，就是矛盾的关键点，事物变化的缘由。病机学说的总体思想也是以"四时五脏阴阳"的理论为指导，来阐述在致病因素的作用下，人体五脏系统生理功能活动的异常病理变化以及所导致的正常形态变异。《素问·至真要大论》："夫百病之生也，皆生于风、寒、暑、湿、燥、火，以之化之变也。经言盛者泻之，虚者补之，余锡以方士，而方士用之，尚未能十全，余欲令要道必行，桴鼓相应，犹拔刺雪污，工巧神圣，可得闻乎？岐伯曰，审察病机，无失气宜，此之谓也。"大凡各种疾病的发生，都生于风、寒、暑、湿、燥、火这六气的化与变，医书里说，盛就应该泻，虚就应该补。我把这些方法教给医生，而医生运用后还不能收到十全十美的效果。我想使这些重要的理论得到普遍的运用，能够收到桴鼓相应的效果，好像拔除棘刺、洗雪污浊一样，使一般医生能够达到工巧神圣的程度，可以讲给我听吗？岐伯说，审查疾病发生的机制，不违背六气的淫胜而采取适宜的治疗措施，就可以达到这个目的。可见掌握病机，是治疗疾病的关键，不能掌握矛盾的关键点，就不能解决矛盾。《素问·调经论》："帝曰，人有精、气、津、液、四肢、九窍、五脏、十六部、三百六十五节，乃生百病。百病之生，皆有虚实。今夫子乃言有余有五，不足亦有五，何以生之乎？岐伯曰，皆生于五脏也。"黄帝说，人有精、气、津液、四肢、九窍、五脏、十六部、三百六十五节，而发生百病。百病的发生，都有虚实的不同。现在先生说病属有余的有五种，病属不足的也有五种，是怎样发生的呢？岐伯说，五种有余不足，都是生于五脏。这就是说疾病发生的错综复杂的机制都是归结于五脏系统的功能失调。以五脏说脏象，是表述脏象的法则，以此来延伸成为功能系统，包含的内容就多了。在疾病发生、发展的过程中，由于五脏系统之间以及系统各个层次之间互相影响、互相作用而导致了疾病的复杂变化与不同转归。如风寒湿侵犯人体为病，引起皮肉筋骨脉的病变，日久不愈则会深入所合的五脏。《素问·痹论》："五脏皆有合，病久而不去者，内舍于其合也。故骨痹不已，复感于邪，内舍于肾；筋痹不已，复感于邪，内舍于肝；脉痹不已，复感于邪，内舍于心；肌痹不已，复感于邪，内舍于脾；皮痹不已，复感于邪，内舍于肺。所谓痹者，各以其时重感于风寒湿之气也。"五脏都有与其相合的组织器官，若病邪在这些组织器官久留不除，就会内犯于相合的内脏，也会在各脏相合的季节又因重感风寒湿而复发或加重。当然这是一般规律。五脏病变还可互相传变，如《素问·玉机真脏论》所说，"五脏受气于其所生，传之于其所胜，气舍于其所生，死于其所不胜。病之且死，必先传行，至其所不胜，病乃死，此言气之逆行也，故死"。五脏疾病的传变，是受病气于其所生之脏，传于其所胜之脏，病气留舍于生我的脏，死于我所不胜的脏。当病到将要死的时候，必先传于相克的脏，病人就死亡了，这是病气的逆传，所以会死亡。五脏病可以互相传变，而且有一定的规律可循。比如肝可克脾，"见肝之病，知肝传脾，当先实脾"，不然，肝气就会犯脾。这也是一般规律。所以分析病机"必先五胜，疏其血气，令其调达，而致和平"。五胜，就是五行的胜气，从五脏的五行传变规律入手，分析其脏气盛衰以及之间的生克乘侮关系，疏通气血而达到平衡的状态，也充分体现了整体统一的理念。病机有从多方面的表述方法，如脏腑病机、气血津液病机、经络病机、六淫七情病机、痰饮瘀血病机、三焦病机、卫气营血病机等，其实这些都是从不同的角度去探讨病机，都还是统一在五脏系统之中。

 ## 外因致病的邪正相搏

在没有外因的干预下，人体五脏六腑是个相对平衡的系统，无论身体处于何种相对平衡的状态，只要自我感觉良好，那就是相对健康的标志。疾病的发生与变化是错综复杂的，但是总不外在致病因素作用机体后，破坏了人体的正常功能活动，导致互相协调运转的机体发生变化，也就促使正常的生理活动成为异常的病理变化。在这个异常的变化中，邪气与正气的相互搏斗，也就是致病因素与机体的抗病能力之间的较量，便是出现诸多证候的根本原因。在这个相互较量搏斗的过程中，邪气与正气的力量对比，彼此消长，便是疾病发展与预后的关键。一般来说，体壮则正气旺，能抗御邪气，虽病易愈；体弱则正气弱，易感召邪气而病且难愈。体质的强弱，主要来自先天的禀赋，是遗传因素导致了个体差异。《灵枢·寿夭刚柔》："人之生也，有刚有柔，有短有长，有阴有阳。"人体受邪后，有的很快痊愈，有的发展成各种不同的病症，与个体差异有很大关系，当然，也

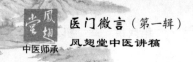

与后天营养、所处的生活环境也有一定的关系。《灵枢·五变》："百疾之始期也，必生于风雨寒暑，循毫毛而入腠理，或复还，或留止，或为风肿汗出，或为消瘅，或为寒热，或为留痹，或为积聚。奇邪淫溢，不可胜数。"许多疾病开始的时候，必定由风、雨、寒、暑而引起，邪气顺着毫毛而侵入到腠理，或者能够由表复出，或者就停留在体内，或者发为风肿汗出，或者发为消瘅，或者发为寒热，或停留而为痹，或成为积聚。这些奇怪的邪气浸淫泛溢于人体，引起的病症甚至数不尽。人体受邪后所表现出来的不同症候，与病邪的性质，受邪的轻重，感受的部位，体质的强弱、个体差异都有关系。如感召风邪，则多汗恶风；感召寒邪则无汗恶寒；感召暑邪，则身热汗出、口渴乏力；感受湿邪则身重疲惫；感召燥邪则官窍干燥等，如此这般，感受邪气不同，会有不同的表现。感受邪气的轻重也是发病的因素，邪重则病重，邪轻则病轻，这也是一般规律。感受病邪的部位不同则对发生不同病症也起到决定性的作用，如《灵枢·刺节真邪》所说，"虚邪之中人也，洒晰动形，起毫毛而发腠理。其入深，内搏于骨，则为骨痹，搏于筋，则为筋挛，搏于脉中，则为血闭不通，则为痈。搏于肉，与卫气相搏，阳胜者则为热，阴胜者则为寒"，虚邪贼风中伤人，使人形体寒而颤栗，使毫毛竖起或使肌腠开泄。如果邪气入深，侵害在骨，就形成骨痹；侵害在筋，就会导致筋拘挛；侵害在脉中，就会导致血脉闭塞而不通，甚至血气郁而化热形成痈肿；如果侵害在肉腠，与卫气搏结交争，阳气偏盛就会出现发热，阴气偏盛就会出现恶寒。由于病邪侵犯部位不同，就会出现不同的病症，那么诊断疾病也就可以从这些表现来判断病变所在的位置。

由于禀赋强弱，抗病能力的不同，邪气性质与受邪轻重等不同原因，人体感受邪气后，可以有不即刻发病的情况，用现代语言来说就是潜伏期。疾病的潜伏期在不同的人身上是不一样的，时间有长有短。感受邪气后也可由于某种因素，如饮食失调、起居失常、情志变动等，使气血运行、脏腑功能等受到影响而发病，此种情形，称为"因加而发"。《灵枢·贼风》："黄帝曰，夫子言贼风邪气之伤人也，令人病焉，今有其不离屏蔽，不出空穴之中，卒然病者，非不离贼风邪气，其故何也？岐伯曰，此皆尝有所伤，于湿气藏于血脉之中，分肉之间，久留而不去；若有所堕坠，恶血在内而不去，卒然喜怒不节，饮食不适，寒温不时，腠理闭而不通。其开而遇风寒，则血气凝结，与故邪相袭，则为寒痹。其有热则汗出，汗出则受风，虽不遇贼风邪气，必有因加而发焉。"黄帝说，发生疾病都是因为贼风邪气侵袭人体引起的，但是有人并没有离开居处的房屋或遮蔽得很严密的地方，却突然发生疾病，并不是不避开贼风邪气，这是什么原因呢？岐伯说，这种情况都是因为平素就有邪气的伤害，或曾经被湿邪伤害，藏伏在血脉和分肉中，长期滞留而不能消散；或从高处跌落过，使瘀血留滞在体内；或暴喜大怒而情志活动不能节制；或饮食不适当，或不能根据气候的寒热变化而改变自己的生活习惯，导致腠理闭塞而不通畅。若腠理开时感受风寒，使血脉凝滞不通，新感受的风寒与体内原有的邪气相互搏结，便会形成寒痹。因体内有热，则容易出汗，在出汗时就容易感受风邪，即便不是遇到贼风邪气的侵袭，也一定是外邪与体内原有邪气相互结合，才会使人发生疾病。因加而发，就是因为体内有旧邪，加以新感，新旧邪气相合而发病。这也是温热病"伏气"一词的由来。这个所谓的"伏气"除了潜伏的邪气以外，还包括人体体质因素在内，比如素体内有热、或有寒、或有湿，或有痰、或有瘀等，这些平素身体状态而决定的正气强弱是感召外邪是否发病，发病后发展变化以及预后的内在决定因素，进一步说明人体正气的强弱在疾病发生、发展过程中的重要作用。正邪的斗争的结果，是正胜邪却还是邪胜正衰决定了疾病的预后。邪正相搏的发病观点就是正气强弱是疾病发生的内在因素，外邪侵犯是发病的必要条件，必要条件只有通过内在的因素才会使疾病发生。这种具有辩证

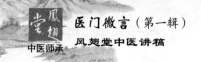
法的思想对于认识疾病以及诊断、治疗都有重要的指导意义。疾病的发生，由于致病因素的不同，机体的状态各异，外界环境的不同，病变的机制也就很复杂，但是必然有其规律可循。在正邪相搏斗争的过程中，病变部位的表里出入，疾病性质的寒热进退，病变证候的虚实变化，是病机的基本纲领，而这些都又离不开阴阳的变化，辨析疾病的阴阳、表里、寒热、虚实是探讨病机以及辨证施治的基本原则，也就是现在所说的"八纲"。辨析病机当首辨阴阳，再辨表里，再辨寒热，再辨虚实。若再加入燥湿，把阴阳作为总纲为"十纲"之说，从临床实践来看，也不为虚言。

1. 表里出入　表里是对病位的概括。表里也如阴阳一样，是个相对的概念，有多重意义。若以肌肤为表，则脏腑为里；以三阳为表则三阴为里；以六腑为表则五脏为里。但是若作为辨证的纲领来说表与里，一般还是说的肌肤与脏腑，则病变部位不在表便在里。在《伤寒论》中，仲景又提出来半表半里的概念，是为表里之半，有表又有里之谓。表病的发生，多为外感六淫而来，六淫侵犯肌肤，常有发热、恶寒的表现，是为正邪相搏斗争的结果，称为表证。七情、劳倦、饮食致病则病位在里，可见诸多脏器的病变，称为里证。《素问·太阴阳明论》："故犯贼风虚邪者阳受之，食饮不节，起居不时者，阴受之。阳受之则入六腑，阴受之则入五脏。入六腑则身热不时卧，上为喘呼；入五脏则䐜满闭塞，下为飧泄，久为肠澼。"贼风虚邪伤人，外表的阳气先受侵害；饮食起居失调，内在阴气先受损伤。阳分受邪，多传入六腑；阴气受病，多病及五脏。入六腑可见发热不得安卧，气上逆而喘促；入五脏则见脘腹胀满，闭塞不通，在下为大便泄泻，病久还可以发生痢疾。在表则病轻浅，在里则病深重。在表则易愈，在里则难疗。这是表里疾病的一般规律。

疾病的发生、发展是动态变化的，在表不一定始终在表，在里也不一定始终在里，这就是表里出入。由于脏腑组织是互相联系的，表里是相通的，故病可以由表入里，也可由里出表，表里出入在大多数的疾病中代表着疾病的发展趋势，就是出表为向愈，入里为加重。《素问·皮部论》："百病之始生也，必先于皮毛，邪中之则腠理开，开则入客于络脉，留而不去，传入于经，留而不去，传入于府，廪于肠胃。"许多疾病的产生，必然是先从皮毛开始，邪气中伤了皮毛则肌肤腠理张开，开则邪气就进入到络脉，邪气留滞不去，于是进入经脉，再留滞不去，于是便内传于腑，聚集于肠胃。这就是表病入里的传变。在《伤寒论》中，对于表里的传变分析尤其透彻，在以后的学习中将深入分析领会。相反，病在里亦可由里出表，比如有些疾病，本为里病，即有在外的表现，也可以顺势通过从表来治疗的手段来使之由深出浅而愈。吴又可在《瘟疫论》中论瘟疫的表里传变有九传之说，"其变或从外解，或从内陷，从外解者顺，从内陷者逆。更有表里先后不同，有先表而后里者，有先里而后表者，有但表而不里者，有但里而不表者，有表里偏胜者，有表里分传者，有表而再表者，有里而再里者，有表里分传而又分传者"。这九传的论述，也说明了疾病表里出入的复杂性，很具有代表意义。

表里出入的病机转化，主要取决于邪正的盛衰消长，若邪气太甚，或正气虚弱，正不胜邪则表病也易由表入里，疾病则由轻到重。反之，正气来复，正胜邪却则里病就易由里出表，代表着疾病由深出浅，由重到轻，向痊愈的趋势发展。所以，表里的传变，在一定程度上可以看出疾病发展的趋势。若以脏腑来分表里，则腑病为表，脏病为里。脏病难疗而腑病易医，病由脏出腑为向愈，而由腑入脏为加重。《素问·阴阳应象大论》说，"故邪风之至，疾如风雨，故善治者治皮毛，其次治肌肤，其次治经脉，其次治六府，其次治五藏。治五藏者，半生半死也"。《金匮要略·脏腑经络先后病脉证第一》说，"问曰，寸脉沉大而滑，沉则为实，滑则为气，实气相搏，血（邪）气入脏即死，入腑即愈。此为卒厥。何谓也？师曰，唇口青，身冷，为入脏即死；知（如）身和汗自出，为入腑，即愈"。"问曰，脉脱入脏即死，入腑即愈，何谓也？师曰，非为一病，百病皆然。譬如浸淫疮，从口起流向四肢者，可治，从四肢流来入口者，不可治。病在外者可治，入里者即死"。前一条论述卒厥，也就是从卒然昏厥的发生病机以及从证候看发展的趋势，入脏就容易死亡，而入腑就容易病愈，旨在说明脏病病深而难疗，腑病病浅而易治。后一条承接上文进一步举脉脱、浸淫疮为例，来说明推断疾病凶吉的规律，除了脏病病深而难疗，腑病病浅而易治外，还说明病势由外向内者为病进，病势由内向外者为病退。这些都是疾病的一般规律。

　　病变的部位除了表、里、半表半里之外，还有上下的不同，可从疾病上下的位置来判断邪气的性质。《灵枢·百病始生》："黄帝问于岐伯曰，夫百病之始生也，皆于风雨寒暑，清湿喜怒，喜怒不节则伤脏，风雨则伤上，清湿则伤下，三部之气所伤异类，愿闻其会。岐伯曰，三部之气各不同，或起于阴，或起于阳，请言其方，喜怒不节则伤脏，脏伤则病起于阴也，清湿袭虚，则病起于下，风雨袭虚，则病起于上，是谓三部，至于其淫泆，不可胜数。"许多疾病的发生，都与风、雨、寒、暑、清、湿等外邪的侵袭，以及喜、怒等情志内伤有关。若喜、怒不加节制，则伤及内脏，风、雨则伤人体的上部，清、湿则伤人体的下部，上中下三部所伤的邪气不同。喜怒、风雨、清湿三种邪气的性质不同，或病生于阴部，或病生于阳部，大概情况就是，喜怒不节制则内伤五脏，五脏为阴，所以脏伤则病起于阴，清湿邪气侵袭人体下部虚弱之处，所以病起于下；风雨邪气侵袭人体上部的虚弱之处，所以病起于上，这就是所说的邪易犯的三部，所谓邪之害人各从其类。至于邪气在人体浸淫后的复杂变化，甚至是难以计算的。邪之害人，各从其类，风为阳邪清轻则伤上，湿为阴邪重浊则伤下。这种轻浊邪气不同而伤人部位也不同的病机也是一般规律。《金匮要略·脏腑经络先后病脉证第一》："清邪居上，浊邪居下，大邪中表，小邪中里。馨饪之邪，从口入者，宿食也。五邪中人，各有法度，风中于前，寒中于暮，湿伤于下，雾伤于上。风令脉浮，寒令脉急，雾伤皮腠，湿流关节，食伤脾胃。极寒伤经，极热伤络。"尤在泾说："清邪、风露之邪，故居于上，浊邪、水土之邪，故居于下。大邪漫风，虽大而力散，故中于表，小邪、户牖隙风，虽小而气锐，故中于里。谷、饮食之属，入于口而伤于胃者也。是故邪气有清浊大小之殊，人身亦有上下表里之别，莫不各随其类以相从，所谓各有法度也。故风为阳而中于前，寒为阴而中于后，湿气浊而伤于下，雾气清而伤于上。经脉阴而伤于寒，络脉阳而伤于热。合而言之，无非阳邪亲上，阴邪亲下，热气归阳，寒气归阴之理。"由于人体上中下各部位的相互联系性，各部位所感邪气也可顺经络、气血而传变。如《素问·太阴阳明论》所说，"阳病者上行极而下，阴病者下行极而上"，这是因为足阳经从头走足，足阴经从足走胸腹的缘故。上下也是病理变化的部位所在，如《素问·至真要大论》所说，"诸厥固泄，皆属于下，诸痿喘呕，皆属于上"，大凡厥逆、二便不通或失禁，都属于下，患痿、喘、呕吐，都属于上。这是因为肾为阳气之根，司二便，痿因肺热叶焦，喘、呕为肺胃气逆的缘故。看症状便知病的部位所在。

2. 寒热进退 寒与热，是对疾病性质的概括，是属于疾病所导致的人体功能病理性衰退与亢进的病机，是两种性质相反的病理变化，是阴阳盛衰的具体表现。阳盛则热，阴盛则寒是一般规律。《素问·刺志论》："气实者，热也，气虚者，寒也。"气实就是功能亢进的代名词，而气虚就是功能低下的代名词。寒热并非单指身体的恶寒与发热，这就是说，有恶寒并不代表是寒，有发热并不代表是热，主要是指病理性的功能变化，就是疾病的本质。假若以脾胃的消化功能来说寒热，则消谷善饥运化功能亢进为气热，饮食不化、腹胀泄泻运

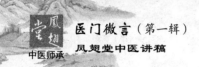
化功能低下为气寒。寒热也以象见。《灵枢·师传》："胃中热则消谷，令人悬心，善饥，……胃中寒则腹胀，肠中寒则肠鸣，飧泄。"同样，其他脏腑的寒热病理变化，也是功能亢进与衰退所表现出来的病象，都以象而见。《素问·至真要大论》："诸转反戾，水液浑浊，皆属于热。诸病水液，澄澈清冷，皆属于寒。"诸般转筋挛急，并不一定都是热，但是同时见到排出的水液浑浊，则都属于热。诸般疾病排出的水液感觉清亮、寒冷，则都属于寒。浑浊与澄澈、清冷形成明显的对比，热则水液浑浊而发黄，寒则水液澄澈而清冷，这就是因为寒热不同的性质所导致的病理变化的外在表现，如从唾液、泪液、痰液、脓液等的颜色、清浊可以鉴别疾病的寒热性质。这是一般规律。一般来说，寒性病变可以表现为恶寒喜暖、蜷卧肢冷、面色㿠白、口淡不渴、小便清长、大便泄泻等，而热性病变就表现为恶热喜凉、烦躁不宁、面红目赤，口渴喜饮，小便黄涩、大便燥结等。这是临床判断疾病寒热性质的一些主要证据。

寒热统一在阴阳之中。若想判断疾病的阴阳性质，就要首先辨析寒热，对寒热的判断就可以定位疾病的阴阳属性。《伤寒论》："病有发热恶寒者，发于阳也，无热恶寒者，发于阴也。"比对发热与恶寒，若发热并见恶寒，则病为阳，恶寒而不发热，则病为阴。这是判断有寒热表现的疾病阴阳性质的总纲。寒热的变化又是阴阳盛衰的具体表现。阴阳之性，有余而往往不足随之，不足而往往有余从之。在系统内，阴阳是相对平衡的，阳多则阴少，阴多则阳少，相互对立统一又相互制约。《灵枢·刺节真邪》："阳盛者则为热，阴盛者则为寒。"所以，热可以因为阳盛，也可因为阴虚，寒可以因为阴盛，也可以因为阳虚。《素问·调经论》："阳虚则外寒，阴虚则内热；阳盛则外热，阴盛则内寒。"以此来概括寒热病机所产生的证候，而此处阴阳所指各有不同，阴阳的虚是指正气虚，阴阳的盛是指邪气盛。寒热的虚实也不尽同，有虚寒、虚热，有实寒、实热之异。感受外来的阳邪，或感受外来的阴邪而化热，或五志化火，使功能亢进，则为阳盛，相对的正气的阴气就要得病，会导致津液或阴精的不足，口渴喜饮，便干尿赤等都是其症状表现。阳邪导致热性的病变，则发热、烦躁、舌红苔黄而脉数大。外感阴邪，或正阳不足即可为寒，功能低下则为阴盛，阴盛则阳气不足而脘腹冷痛、尿清便溏，恶寒、喜暖、口润不渴，舌淡苔白而脉紧弦。阴虚、阳虚为正气之虚，阴虚阳虚的寒热变化进一步发展就可以出现阴阳俱虚甚至亡阴亡阳的病机。阴损及阳，则可兼见虚寒的证候；阳损及阴，亦可出现虚热的证候；阴阳俱虚可发生阴竭阳脱。阴竭则阳无所附而飞越，会出现大汗淋漓，汗出而冷，面赤如妆，脉大无根或脉细欲绝的证候。阳虚则阴无以生化而源泉枯竭，会出现汗出如油而粘，肌肤热，手足温，脉细而数或数大无根的证候。"阴阳离决，精气乃绝"，危亡立现。

寒热的病机在疾病发展过程中还可以互相转化。"寒极生热，热极生寒""重寒则热，重热则寒"。寒邪外束，郁而化热，则外寒也可转化为内热；里热盛极，迫津外泄，汗出不止，阳随津脱，则可出现肢冷脉绝的外寒。寒热的病机与寒热的证候一般是相符合而表里如一的，但是在疾病发展的过程中也可出现不一致的状态，这就是真热假寒与真寒假热，即所谓"病人身大热，反欲得近衣者，热在皮肤，寒在骨髓也；身大寒，反不欲近衣者，寒在皮肤，热在骨髓也"，皮肤指外，骨髓指内，欲与不欲是寒热的真实表现，不在于皮肤的寒热。真热假寒，热盛于里，格阴于外则外恶寒，称为阳盛格阴。真寒假热，阴盛于里，格阳于外则外热，称为阴盛格阳。这些证候的形成，病机在于阴阳的极致变化。在《伤寒论》中，对于寒热的辨析很透彻，透过现象看本质，也从寒热的多少来判断疾病的归转，如"伤寒发热四日，厥反三日，复热四日。厥少热多者，其病当愈""伤寒厥四日，热反三日，复厥五日，其病为进。寒多热少，阳气退，故为进也"，厥，手足逆冷，厥与热的比较可以看出阴阳正邪的较量，厥少热多是阳进阴退为病退，寒多热少是阴进阳退为病进。寒热的多少与进退甚至可以作为判断疾病预后的标准。

寒热还可错综复杂地同时出现，如表寒里热、表热里寒、上热下寒、上寒下热，甚至脏热腑寒、脏寒腑热等。形成这些复杂病机有多方面的原因，其一可以是因感召不同的邪气，其二可以因为脏腑本来就有阴阳的偏盛、寒热不均，其三还与错误的治疗有关。

表寒里热是寒在表而热在里，外感于风寒，或素体里就有热，或外寒治疗不当，传里化热而又表寒未解。具体可以表现为恶寒发热而无汗，头疼、身痛、骨节痛的外寒，又见口渴、烦躁、尿赤便干等的里热。表热里寒是热在表而寒在里，外感于温热，以为里热而清、下，误治里而伤阳气，导致寒从里生，或素体虚寒，又感召温热，见身热而渴，或汗出不恶寒的外热，又同时见到大便溏泄，小便清白、四肢不温的里寒。

上热下寒是热在上而寒在下，如上见胸中烦躁，口苦呕吐的热，下则见腹痛喜暖，小便清长、大便稀溏的寒。上寒下热是寒在上而热在下，如上见肺气逆而咳嗽清稀痰液、胃脘冷痛而呕吐酸水清涎的寒，下则见小便短赤、大便燥结的热。

表里、上下寒热错综并见是寒热进退，阴阳变化的特殊表现，病当难治，是因为识证难，用药难。

3. 正邪虚实　正与邪不两立。在疾病发生、发展的过程中，始终贯穿着正邪的较量，正邪的斗争不但关系着疾病的发生，还对疾病的发展与归转起着决定性的作用。正邪相搏的斗争，在病机的变化上就是正邪虚实的变化，正邪彼此消长也如表里出入、寒热进退一样体现着疾病发展的趋势，即邪盛正衰则病进，正胜邪却则病退。虚实是衡量邪正的标准，即如《素问·通评虚实论》所说，"邪气盛则实，精气夺则虚"，也是两个相对的概念。实，即为邪气亢盛而正气未衰，正邪斗争激烈，功能亢进；虚，是正气虚衰，不能与邪气抗争，功能低下。实的病机一定是在感召邪气或有痰、饮、水、湿、食、瘀等为内应，在疾病的初期或一定的阶段正气尚未虚损的情况下发生，症状表现得比较严重，如发热恶寒、头疼身痛、腹痛腹胀、咳痰胸疼、呕吐泄泻等，是正气与邪气正面斗争的结果。虚的病机一定是在或身体平素虚弱，或在疾病的后期，因抵抗力低下，不足以与邪气抗争，或邪去正伤的情况下发生，邪去正伤还可以因为在与疾病斗争的过程中损伤气、血、津、液而发生阴或阳的相对虚性亢奋。

实证易医。实证因为正邪斗争激烈，一旦得到正确治疗手段的参与，则正气即可借助这些手段而很快地祛除邪气。虚证难疗。在正气虚的情况下，或因为正气无力抗邪，或因为正邪相搏导致的气、血、津、液等精微物质的耗损，就是得到正确治疗的帮助，病愈也得有个一定的过程，甚至再难以恢复而正邪双亡，其结果就是生命的终结。《灵枢·五禁》："形肉已夺，是一夺也；大夺血之后，是二夺也；大汗出之后，是三夺也；大泄之后，是四夺也；新产及大血之后，是五夺也，此皆不可泻。"这是举例指出一些虚的表现、原因以及治疗的禁忌。

邪正双方的相搏斗争，彼此消长，不仅可以产生虚实消长的病机变化，也可以导致虚实的互相转化，或形成虚实错杂的复杂局面。在疾病的长久持续中，由于失治或误治，邪气不去持续为实，正气耗伤而变虚，也可以因为正气本虚而不能布化气、血、津液，以至于气滞为郁，血滞为瘀，津液不归正化而为痰饮水湿，邪气则与病理产物相互勾结，更加损害正气，则正气愈来愈虚，形成"至虚有盛候"的局面。也可因为有实邪结聚，阻碍气机的运行，气机不能运化，反而见到正气似乎虚弱的现象，如因腹胀而不能食、或因水肿而皮色㿠白、或阳气因邪阻碍则形寒肢冷而神倦嗜卧，这里不是正气的真虚，而是因为邪气所致，这就形成了所谓的"大实有羸状"的证候。这些虚实的真假也是阴阳异常变动的表现。

虚实也如表里、寒热一样，有一定的病象可凭。《素问·玉机真脏论》"脉盛，皮热，腹胀，前后不通，闷瞀，此谓五实。脉细，皮寒，气少，泄利前后，饮食不入，此谓五虚。"脉大有力、皮肤热，大、小便不通，闷胀，这是五种实证；脉细无力、皮肤寒，大、小便无约束、饮食不下，这是五种虚证。这些实际就是五脏的虚实表现，心、肺、脾、肝、肾虚实的大致概括，反映了五脏系统的功能状态。在《伤寒论》中多有虚实的辨别方法，如对表虚里实证、表实里虚证、虚实夹杂证、虚实真假证四方面都有深刻的论述，从发热、恶寒、有汗、无汗，脉紧、脉弱等来判断表证的虚实，从饮食情况、粪便软硬、小便清赤、腹痛性质、腹胀满痛否等来判断里证的虚实。这些复杂的病症错综出现而又形成了虚实夹杂的病机。大实、大虚又可以出现真实假虚、真虚假实。如病本热结肠胃，痰食壅滞，大积大聚之实证，却见神疲乏力，身寒肢冷，脉沉伏或迟涩等的假虚；如病本虚弱至极，而又见腹胀满而痛，脉弦而紧，若仔细辨别则可发现腹虽满痛，而移时减轻，不似实证的常满不减，虽有腹痛，但喜温喜按，脉虽弦紧，却重按无力的假实。邪正相搏斗争的彼此消长变化，决定了疾病的转归与预后。《素问·玉机真脏论》："浆粥入胃，泄注止，则虚者活；身汗得后利，则实者活。"饮食入胃而泄利下注止，则胃气来复而虚证可以活；身汗而表邪去，二便通利而里邪去，表里双解则邪气去而实证可以活。邪气盛正气衰则疾病日趋恶化，邪气去正气复则疾病逐渐向愈。邪正虚实的进退在一定的阶段还有相互对峙的局面，那就是邪气不盛，正气不衰，这是大多数慢性疾病的规律。

4. 阴阳盛衰　阴阳是个概括性的总则，阴阳盛衰是指在疾病的发生、发展过程中，由于五脏系统发生相对的不平衡，所出现的阴阳相对的偏盛偏衰的病机变化，这种病机变化，即是在阴阳总则统领下的五脏系统的脏腑、经络、气血、津液相互关系失调的综合反映，是表里出入、寒热进退、邪正虚实等病机转换的高度概括。大致来说，凡属表、上、实、热者皆属于阳，里、下、虚、寒者皆属于阴。然而阴阳之中又有阴阳。在表有实热属阳，虚寒属阴；在里有实热属阳，虚寒属阴。上位属阳，而阳位之中也有阴证；下位属阴，而阴位之中也有阳证。虚证属阴，而有羸状的假实者其中隐藏实证的病机；实证属阳，而有盛候的大虚者其中隐藏虚证的病机。热证属阳，而真寒假热其实为阴证；寒证属阴，而真热假寒其实为阳证。阳盛则阴病，阴盛则阳病。阳盛阴虚则热，阴盛阳虚则寒，阳盛、阴盛、阳虚、阴虚四者是阴阳盛衰的基本形式。

　　阳盛是在疾病发展过程中所出现的阳气偏亢、脏腑功能亢进、邪热过盛的病理变化。阳盛则热是由于感受温热阳邪，或感受阴邪而从阳化热，或兼夹有七情内伤，五志过极而化火，或因气滞、瘀血、痰浊、食积等郁而化热所致。阳盛则热的病机特点多表现为阳盛而阴未虚的实热证，故阳气偏盛产生的热性病变会出现发热、烦躁、舌红苔黄、脉数等的热、动、躁阳性特点的症状。由于阳的偏盛会导致阴相对的偏衰，所以同时还会出现口渴、小便短涩、大便干燥等阳盛伤津，津液不足的症状，故而"阳盛则阴病"的病机矛盾主要方面在于阳盛。在这种病机状态下，阴虚只是相对的，若津液由相对的不足转而成为绝对的虚损，那么就会伤及阴精。阳盛与津亏并存或只有阴虚而无阳盛，则病机便从实热转化为实热兼津亏或阴虚而内热，"阳盛阴虚则热"便是指实热及阴虚虚热的病机。阴盛是在疾病发展过程中所出现的阴气偏盛、脏腑功能衰减、阴寒过盛的病理变化。阴盛则寒多由感受寒湿阴邪，或素体有寒感受阳邪而从阴化寒，阳不制阴而致阴寒内盛的缘故。阴盛则寒的病机特点多表现为阴盛而阳未虚的实寒证，故阴偏盛产生的寒性病变会表现为形寒、肢冷、喜暖、口淡不渴、苔白、脉迟等，这是因为阴是以寒、静、湿为其特点的。由于阴的偏盛会导致阳的相对偏衰，所

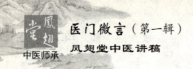

以同时还会出现恶寒、腹痛、尿清便溏等阴盛损阳的症状，故而"阴盛则阳病"的病机主要矛盾在于阴盛。在这种病机状态下，阳虚也只是相对的，若阳的虚损到了绝对的不足，阴盛与阳亏并存或只有阳虚而无阴盛，则病机便从实寒转化为虚寒而阳虚或阳虚而外寒，"阴盛阳虚则寒"便是指实寒及阳虚虚寒的病机。"阳盛阴虚则热"是指实热及阴虚虚热的病机，"阴盛阳虚则寒"是指实寒及阳虚虚寒的病机，二者相互对应，表现了阴阳的相对性。虚寒与虚热，是阴精或阳气亏虚所引起的病机变化。阳气亏虚，阳不制阴，则阴气相对偏盛，形成"阳虚则寒"的虚寒证，阴气亏损，阴不制阳，使阳气相对偏盛，便形成"阴虚则热"的虚热证。

自然界阴阳的变化对人体的阴阳盛衰的病理变化也会有影响。夏日炎热，阳气旺盛，对于寒性疾病就会助阳消阴；冬季寒冷，对于热性疾病就会助阴消阳。因此，寒性疾病会在夏季减轻而冬季加重，"能夏不能冬"；热性疾病会在冬季减轻而夏季加重，"能冬不能夏"。这是一般规律，体现了"四时五脏阴阳"的人与自然的整体性。这种自然阴阳变化对人身阴阳盛衰的影响是整体观念的体现。张景岳说："凡诊病施治，必须先审阴阳，乃为医道之纲领。阴阳无谬，治焉有差？医道虽繁，可以一言蔽之者，曰阴阳而已！故证有阴阳，脉有阴阳，药有阴阳。以证而言，则表为阳，里为阴；热为阳，寒为阴；上为阳，下为阴；气为阳，血为阴；动为阳，静为阴；多言者为阳，无声者为阴；喜明者为阳，欲暗者为阴。阳微者不能呼，阴微者不能吸；阳病者不能俯，阴病者不能仰。以脉而言，则浮大滑数之类，皆阳也；沉微细涩之类，皆阴也。以药而言，则升散者为阳，敛降者为阴；辛热者为阳，苦寒者为阴；行气分者为阳，行血分者为阴；性动而走者为阳，性静而守者为阴。此皆医中之大法。至于阴中复有阳，阳中复有静，疑似之间，辨须的确。"

内因致病的脏腑病机

在疾病的发生、发展过程中，内因是决定因素，是导致脏腑功能阴阳失调的关键，是正常生理功能的异常病理变化的原因，这就有了气机失常、六淫内生的脏腑病机，以及痰饮停蓄、瘀血阻滞的病理产物，而病理产物又成致病因素的复杂变化。

1. 气机失常 升降出入，是气的基本运动形式，"出入废则神机化灭，升降息则气立孤危"。在生理状态下，气遵循着一定的规律升降出入不断地运动着，没有休止，如果因为致病因素的影响导致了脏腑气机的运动失常，就会形成气机的紊乱，造成升者不升，降者不降，出者不出，入者不入的气机失常。气机的失常，通常会发生几种情况，那就是气虚、气滞、气逆、气陷、气闭、气脱，这六者是气机失常的主要内涵。气机的失常，也与其他病机一样，可由病象而见。肺主一身之气，肺气一虚则诸气皆虚，导致脏腑功能低下，抗病能力下降。气虚的形成与先天禀赋不足、后天失养都有关系。气是人体最基本的物质，由肾中的精气、脾胃吸收运化的水谷精微和肺吸入的清气共同结合而成。气虚泛指虚弱乏力、呼吸短促、动则汗出、语声低微等病候，包括元气、宗气、卫气的虚损，以及气的推动、温煦、防御、固摄和气化功能的减退，从而导致机体的某些功能活动低下或衰退，抗病能力下降等衰弱的现象。气虚是一种多发证，多因先天不足、营养不良、年老虚弱、久病未愈及疲劳过度等所致。在临床上，气虚包括肺气虚、心气虚、脾气虚、肾气虚等诸证。肺主气而司呼吸，肺气虚，则影响宗气的生成。"宗气积于胸中，出于喉咙，以贯心脉而行呼吸焉"。宗气是由肺吸入之清气与脾胃运化的水谷精微所生成的，肺气一虚则宗气生成不足，可表现为呼吸功能的减退。宗气贯心脉，宗气虚则可导致心气虚，心气虚运血无力，血流不畅而阻滞，形成心肺气俱虚，可并见气虚血瘀、呼吸不畅而胸闷心痛等病候。脾气虚证病在脾，可见纳少，腹胀，食后尤甚，大便溏薄或浮肿等病候，多同时并见肺气不足，脾虚失运，则为两者复合的脾肺两虚，因为肺气由脾气资助而生。肾气亏虚，则生长生殖功能衰退，摄纳下焦脏器的功能也减弱，可见腰膝酸软、滑精遗泄，尿有余沥，频数而清等病候。肺气虚日久，气不归根，肾失摄纳，形成肺肾气虚，既有肾气虚的表现，又有肺气虚的表现，可并见气短自汗、倦怠无力、面色㿠白等病候。

气滞是指气运行不畅而郁滞的病理变化，形成全身或局部的气机运行不畅或阻滞不通。气机流行通畅需要肝气的疏泄，大凡气滞都与肝气郁滞有关。肝主疏泄的功能正常，则气机条达，气、血、津、液流通顺畅，经脉通畅，脏腑器官的功能活动就能保持协调，从而维持机体正常的生理活动功能。如肝失疏泄，导致诸气郁滞，不但表现为肝本身的病变肝气郁结，而且影响气机的运动，导致血液运行失常，出现气滞而血瘀，也影响肺、脾、肾和三焦的气化功能，导致津液的代谢障碍，凝聚成痰饮或者发为水肿，而见梅核气、瘿瘤、瘰疬、臌胀等。情志活动与肝的疏泄功能密切相关，心情舒畅是保持肝气舒畅的关键，肝气舒畅则气机调畅，血行无碍。肝失疏泄导致的气滞可以见到情绪失常的表现，如情志抑郁，胸闷喜太息以及性情急躁易怒等。肝的疏泄功能正常也是脾胃功能正常的重要保证，气机条达可促进脾气的上升，升降有序则胃气下降，使消化吸收的功能正常。如肝失疏泄而气滞，可以出现肝木贼脾或胆木克胃。由于气机郁滞不畅是气滞的病机特点，故出现气滞的病机以在局部闷、胀、痛等症状为常见表现。肝以疏泄调节气机的运行，在保持气的运动顺畅中有重要作用，故有"肝为五脏之贼"的说法，大凡气滞导致的病症，无论气滞在何处，多以调肝为治疗方向，则疏肝理气为治疗气滞的主要法则。

气逆是指气机升降失常，气逆于上而难下的病理状态。升降是气的基本运动形式，具有一定的规律性，升已而降，降已而升，升降相因，是维持脏腑功能活动所必需的条件。气的升降，是由各脏腑的功能活动共同协调完成的，如果脏腑功能紊乱，则气的升降运动就会失去原有的规律，从而出现气机升降出入失常的改变，气逆便是其中也很常见的病理变化。在脏腑的气机升降中，肺、胆、胃主降，降则不上逆。气逆也如其他气机失常一样，可以从病象来见，如肺气上逆则咳嗽喘息，胃气上逆则恶心呕吐，胆气上逆则胁闷呕苦。肝气本生发而疏泄行，若肝木生发太过，则也为逆，可见头胀，头痛，面红目赤，甚至血随气逆而见衄血、咯血、吐血等病症。肝升则脾也升，若肝气逆则乘脾而腹痛腹泻，当抑肝木而扶脾土。

气陷是气机陷下而不升的病理状态。气陷常常在气虚的基础上发展而来，以气虚无力升举为主要特征。中气虚是气陷发生的主要原因，而中气的强弱与脾有密切相关，脾气弱则水谷精微吸收障碍，日久机体失去营养导致诸气皆虚，气虚日久则中气下陷，可见脏器下垂，发生脘腹胀满重坠、久泄脱肛、甚至大便随矢气溢出、子宫脱垂等，诸症可在劳累后加重，伴见舌淡苔白，脉细弱，气短乏力、头晕眼花、神疲懒言等气虚表现。

气除了升降之外，还有出入的运动形式，如呼吸的出入，饮食的出入，神明的寤寐，阳气的卫外，阴气的内守，阳气的外出，阴气的内入等，这些内外互相交通的气机运动都是气的出入表现。若因某种原因，导致这些出入的气机运动突然发生只入不出或只出不入的变化，就会出现气闭或气脱。

气闭是气滞或气逆发生到极致的时候，突然出入受阻，闭塞不通的一种病理状态。如大小便不通，呼吸受阻，胸腹闷胀欲死等。气闭还会导致诸般厥证的发生。《伤寒论》："凡厥者，阴阳气不相顺接便为厥。"因情志刺激、或因瘀血、或因痰浊、或因食积、或因痛极等影响了气的运行，而突然昏晕，不省人事而"手足逆冷"。气脱则相反，

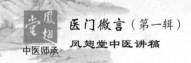
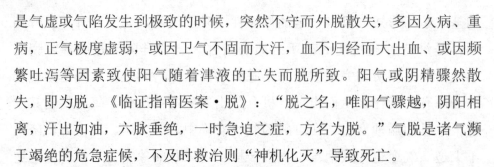

是气虚或气陷发生到极致的时候，突然不守而外脱散失，多因久病、重病，正气极度虚弱，或因卫气不固而大汗，血不归经而大出血、或因频繁吐泻等因素致使阳气随着津液的亡失而脱所致。阳气或阴精骤然散失，即为脱。《临证指南医案·脱》："脱之名，唯阳气骤越，阴阳相离，汗出如油，六脉垂绝，一时急迫之症，方名为脱。"气脱是诸气濒于竭绝的危急症候，不及时救治则"神机化灭"导致死亡。

气机失常可波及表里内外、五脏六腑、四肢百骸、五官九窍的病变，所以气机失常是疾病的一种基本病理变化。在《伤寒论》中有很多关于气机失常的治疗大法，后世医家在《内经》、《伤寒论》的基础上多有进一步的发挥，如李东垣发挥脾胃升降学说，黄元御对六气运动的精辟论述等。

2. 六淫内生　在脏象学中，五脏系统的功能多以比类取象来表述，那就是五脏的生理功能各与其所相应的五行、六气的特点相对应。从自然六气法象表述五脏系统的协调运动是脏象学的一个重要特征。对此，黄元御在《四圣心源·六气偏见》中有精辟的论述，"人之六气，不病则不见，凡一经病则一经之气见。平人六气调和，无风、无火、无湿、无燥、无热、无寒，故一气不至独见，病则或风、或火、或湿、或燥、或寒、或热，六气不相交济，是以一气独见。如厥阴病则风盛，少阴病则热盛，少阳病则暑盛，太阴病则湿盛，阳明病则燥盛，太阳病则寒盛也"，就是说人体五脏的功能协调运动，是类似自然六气的协调运动而产生的生理活动，没有哪一种气象偏见，就是无病的正常状态，若哪一种气象独自偏见就会发生疾病。在脏腑病变中，也有类似外感六淫病象的病机变化，通常称为六气内生，似乎改称为六淫内生更为确切。其中大致有风气内动、火热内扰、湿邪停滞、津伤化燥、寒从中生等几种基本病机。

风是以动摇为主要特点的邪气，如头目眩晕、四肢抽搐、震颤反张、动摇不定的病象，乃至突然昏厥，如风的急骤变化，都称为风气内动。《素问·至真要大论》："诸风掉眩，皆属于肝。""诸暴强直，皆属于风。"风气内动与肝有直接关系，又称为肝风内动，动风的证候多与肝及其所属的组织器官所出现的病症相关。肝为刚脏，体阴用阳，肝的阴阳失调，到了一定的地步，就会产生阳盛风动或阴虚动风的病机。阳盛风动为实，阴虚动风为虚。风气内动有虚实二端。阳盛风动，亦名肝阳化风。素体阳盛，又因大怒所伤，肝阳暴涨，风火相煽，横逆络道，血随气升，上冲巅顶，发为头痛、眩晕，甚至中风，症见肢麻肉𬌗、手足蠕动、语言不利，甚则卒然昏倒、不省人事、口眼歪斜、半身不遂、舌謇不语等。故《临证指南医案》说"内风，乃身中阳气之变动"。引起肝风内动的原因，还多与外感温热病邪有关，邪热炽盛，内伤营血，灼伤肝阴，筋脉失养而拘急收引，而成热盛生风的病机。症见高热烦躁、肢体抽搐、两目上视，甚则角弓反张等。若热邪盛极内陷心包，清窍蒙塞，则神昏谵语、不省人事而痉厥并见。若素有痰浊内伏，与热相伍，复因恼怒气逆，逆气挟痰，上蒙清窍，阻碍经隧，气机不利，可致内风引动而痰阻清窍，临床所见的中风、眩晕、震颤诸病亦常由此引起，常见偏身麻木，言语謇涩，头晕目眩，站立不稳，或手足颤动，行走不便，苔腻脉弦滑等风痰合邪的病机。阴虚动风则为虚，多因为肝阴极度亏虚而成，肝藏血，肾藏精，精血互生，肝肾同源，筋有赖于肝肾精血的濡养，精血大亏则肝阴虚，筋脉失养而蠕动，而为虚风内动。或因热病持久不愈，消灼阴液，余热又未清，导致水亏火旺，阴不敛阳，水不涵木，筋脉失养而虚风内动。若失血过多或血之化源不足，则阴血亏虚，虚热内生，也能发展为血虚动风证。

火与热二者的病机与证候基本相似，只是有程度的差别，即火甚于热，火之极即可称为火毒。火热内扰，是脏腑阳盛，功能亢进，表现为热性特点的病症。不同脏腑的火热，各有不同的表现。火热的病机也有虚实，即邪热盛为实，津液、阴精亏为虚。火热内扰的形成

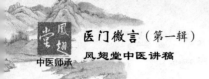

原因有外感六淫，入里而从阳化热；有五志过极，气机郁结而化火；有素体阴虚，阴不制阳，产生虚火。"阳气者，精则养神，柔则养筋。"人身之阳气，在正常情况下有养神柔筋、温煦脏腑组织的功能，为生理之火，是为"少火"；在病理情况下，阳气过亢，功能亢奋，以致伤阴耗液，病理性的阳气过亢则称为"壮火"，即所谓"气有余便是火"。 实火病势急，病程较短，多表现为发热、面赤、口渴喜冷、小便黄赤、大便秘结，甚则狂躁、昏迷、舌红苔黄燥、脉洪数等症。虚火多由于精亏血少，阴虚不能制阳，阳气虚性亢奋，病势缓慢，病程较长，其临床主要特征为五心烦热、午后颧红、失眠盗汗、口燥咽干、眩晕、耳鸣、舌红少苔、脉细数等症。

内火生在何处便有何处不同的证候表现。心火炽盛则心神被扰，轻者为心烦失眠，重者狂躁谵语。灼伤津液，则见口渴，尿黄，便秘。心火上炎，或见口舌生疮，舌尖红赤。肝火旺盛其实是肝的阳气亢盛表现出来的热象，或因七情过极、肝阳化火，都因肝脏蕴热所致。肝火旺盛会使上部有热，或头晕目赤、耳鸣、口苦、面红易怒，或魂不守舍，夜卧难寐。肝木心火是母子关系，故肝热、心火常常同时出现，难以凿分。肝火旺盛往往容易形成木旺侮金的病机，俗称为相火刑金，由于肺为娇脏，肝火过旺而灼伤肺阴，易出现干咳、胸胁疼痛、甚则咯血等病候。心肝的火热，除了五志化火之外，也与胃肠蕴热生火有密切关系。外感邪气入内化火，也多入胃肠，即所谓"阳明居中，主土也，万物所归，无所复传"，或平素阳旺、喜食辛辣厚味，胃肠有伏热，必燥津液，脏病出腑，腑病亦可归脏，入脏则病进，出腑则病退，火热内生就可伤及五脏之阴，而出现五脏之火的证候。如上述心肝火热之外，还可出现伤及脾阴的不思饮食、食入难化、胃中灼热隐痛、或口干咽燥、心烦消瘦、干呕呃逆，舌红少津，苔少或苔剥，脉细数等症；还有如伤及肾阴的腰膝酸软、多梦遗精、潮热盗汗、五心烦热、咽干颧红、舌红少津、尺脉虚数等症。

在火热内扰的病机里，有火旺与阴虚的虚实关系，往往火旺多伴有阴虚，故而对火热内扰的病症治疗多会在泻火的同时顾及养阴的不足，反之，在治疗阴虚的同时也往往顾及泻火的有余。

湿邪停滞是津液的异常变动，是运化津液的功能障碍导致水湿滞留的病变。内湿的生成与脾脏运化水湿的功能失常有最直接的关系。脾阳素虚，或恣食生冷损伤脾阳，都可导致脾脏不能为胃行其津液，于是滞而生湿，留而为饮，聚而成痰，甚至积而为水。所以《素问·至真要大论》说"诸湿肿满，皆属于脾"。内湿的形成也与肾阳气化功能虚衰、二焦通调水道的功能失调有关。肾阳不化水而湿聚，三焦不畅而湿阻，都可以导致内湿的生成。内湿与外湿也易相互勾结，素有内湿，再外感湿邪，极易再伤脾阳而失健运，会引发严重的内湿，因"脾恶湿"的缘故。湿邪内停在不同的部位有不同的证候。湿邪停留肌肉筋骨则肢体重着，屈伸不利，甚至牵强拘挛。《素问·至真要大论》说"诸颈项强，皆属于湿"，就是因为湿邪阻滞肌肉，阳气运行不畅，肌肉失去阳气的温养而出现的不柔和，转动不利的病症。《金匮要略·痉湿暍病脉证治第二》所说的"风湿相搏，身体疼烦，不能自转侧""风湿相搏，骨节疼烦，掣痛不得伸屈"，都是指此类证候。湿邪泛滥皮肤，则发生水肿，流注肠胃，则泄泻，阻碍膀胱气化则小便不利等。《素问·六元正纪大论》说"湿盛则濡泄，甚则水肿胕肿"，即是指此类而言。水湿在里，聚集成水臌胀满。湿为水类，易与风、寒、热相合，与风相合即为风湿，治当祛风渗湿而宣化；与寒相合则为寒湿，治多温阳利水而祛寒；与热相合而成湿热，治当清热利湿而分消。

津液不足而发生脏腑组织、五官九窍的干燥就是津伤化燥，是各组织器官及孔窍失去濡润而出现干燥枯涩的病理状态。常见皮肤憔悴、毛发枯涩、唇焦口干、舌红少津、目干鼻干、尿短便干，甚至筋脉拘急，肌肉消瘦等病症。内燥的形成，是久病伤耗津液，或大汗、大吐、大下，或亡血失精导致阴液亏损，以及在热病过程中热邪伤津耗液等所致。由于津液不足以内溉脏腑，外润腠理孔窍，则燥热便由内而生，故见干燥不润等病症。所以《素问·阴阳应象大论》说，"燥胜则干"。津伤化燥病机的形成与肺与大肠有密切关系，肺为金脏，大肠为金腑，病在手太阴与手阳明。肺主一身之气，司津液的敷布，若肺气虚，则津液不能敷布而化燥，病属虚。一般来说，肺气虚而生燥当从补肺气润津液来入手治疗，这是一般治则，浅显而易知，所谓燥者润之，而金之母为土，故肺虚生燥还当补土。《伤寒论》："伤寒脉浮自汗出，小便数，心烦，微恶寒，脚挛急，反与桂枝欲攻其表，此误也，得之便厥。咽中干，烦躁吐逆者，作甘草干姜汤与之，以复其阳。"汗出、小便数，都为津液耗损的原因，故而咽干烦躁，补津液而不能速生，当温中，与之甘草干姜汤，干姜"温中"，于土中生金，此即为辛可润燥。《金匮要略·肺痿肺痈咳嗽上气病脉证治第七》："肺痿吐涎沫而不咳者，其人不渴，必遗尿，小便数。所以然者，以上虚不能制下故也。此为肺中冷，必眩、多涎唾，甘草干姜汤以温之。"吐涎沫、多涎唾、遗尿、小便数，都是津液亡失的征象，因肺痿虚弱而冷，不能敷布津液，也当治以甘温，补土生金。"问曰，热在上焦者，因咳为肺痿。肺痿之病，从何得之？师曰，或从汗出，或从呕吐，或从消渴，小便利数，或从便难，又被快药下利，重亡津液，故得之。"肺有热，又因重亡津液，是肺金燥化的原因。肺因燥而痿弱，即不能敷布津液。所以，津伤化燥有虚实二端、寒热各异。大肠主津液所生病，大肠有热，灼伤津液，必然肠燥便秘，这是浅显的道理。

寒从中生是阳气虚衰，脏腑功能减退，气化功能不足所产生的阴寒证候。中，泛指脏腑而言，非独指中焦脾胃。中，对外而言，准确说该是寒从里生。《素问·逆调论》："寒从中生者何？……阳气少阴气多，故身寒如从水中出。"寒从中生的表现常为恶寒喜暖倦怠嗜卧、四肢不温甚至冷过肘膝、泛泛欲吐清水、腹痛下利清谷、小便清长、局部寒冷而痛等病候。因为阳气衰弱，气化难行，故水液运行障碍，易形成痰饮集聚、水肿胀满。在《伤寒论》中，有很多关于阳虚内寒的表述，如"太阴之为病，腹满而吐，食不下，自利益甚，时腹自痛"，这是因为脾阳虚衰，水湿不化导致的上吐下泻、腹满胀痛的寒从中生的病候。"少阴病，恶寒身蜷而利，手足厥冷"，因中寒下利而虚及心肾阳气，恶寒倦怠嗜卧，手足厥冷即为太少并病，当急温之。《素问·汤液醪醴论》说，"其有不从毫毛而生，五脏阳以竭也，津液充郭，……形不可与衣相保"，有的病不是从外表毫毛而生的，是由于五脏的阳气衰竭，以致水气充满于皮肤躯壳，……形体浮肿，不能穿原来的衣服，这是阳虚气化无权，水气不化，形成的水肿。由于阳虚导致的水液病变都有清冷不温的特点，所以说"诸病水液，澄澈清冷，皆属于寒"，这是辨别内寒证的主要依据之一。《伤寒论》说，"少阴病，二三日不已，至四五日，腹痛、小便不利、四肢沉重疼痛，自下利者，此为有水气"，这种腹痛、小便不利、肢体痛重、下利清谷的病状就是因为脾、肾阳气的虚衰而导致的寒从中生的典型证候。五脏都有阳气，阳虚内寒各有不同的表现，心阳虚衰则胸痹心痛，肝阳虚衰则寒气冲逆，脾阳虚衰则腹痛下利，肺阳虚衰则寒饮蓄积，肾阳虚衰则二便精窍不摄。

3. 痰饮停蓄　痰饮，是脏腑功能失调，气化阻碍导致津液不归正化而出现的病理产物。积水成饮，饮凝成痰，病理产物一旦生成，达到一定的量又可成为新的致病因素。一般来说，以较稠浊的称为痰，清稀的称为饮。痰饮也常常互称。痰字在古典中也写成淡字。痰饮不仅是指咳吐出来有形可见的痰液，还包括停滞在皮肤、肌肉、脏腑等组织中的似痰似饮的液体。咳吐的痰饮可见，称为有形之痰饮，在内看不见，但是可以从症状表现判断出来的称为无形之痰饮。痰饮

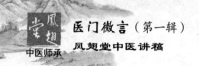

的产生多由外感六淫、饮食不节、七情内伤等引起肺、脾、肾、三焦各脏腑气化功能失常所致。肺主治节，若肺的宣发肃降功能失常，则津液敷布失常，就可凝聚津液成为痰饮；脾主运化，为胃行其津液，脾阳失去健运，则水湿内停，也可凝聚津液成为痰饮；肾司开合，肾阳虚衰，开合不利，则水湿上泛，也可聚津液而为痰饮；三焦通行水道，三焦气化有碍，则津液停聚，变化为痰饮。痰饮一旦形成，就会潜伏在脏腑组织之中，阻碍脏腑的气化而成为致病因素，随所在部位不同而产生不同的病候。若痰饮蓄肺，则胸闷咳嗽喘息；痰阻心窍，则神昏、痴呆；在脾则肌肉重着、肿胀；痰饮蓄胃，则脘痞眩晕、呕吐痰涎；痰扰胆腑，则惊悸不寐，虚烦呕恶；痰浊上犯，则眩晕、昏冒、头重；痰凝结咽喉，则咽中梗阻，吞之不下，吐之不出；痰在经络筋骨，可致瘰疬、痰核，肢体麻木，半身不遂，或成阴疽流注等。痰饮还可以与其他病邪相合，而成为更为复杂的致病因素，如与风相合即为风痰，与热相合即为热痰，与寒相合即为寒饮，与湿相合则为痰湿，与燥相合则为燥痰，与郁同见则为痰郁，与食相合则为食痰，如此等等不可尽数。故而痰饮导致的病变是相当广泛的，有"怪病多为痰作祟"之说。很多奇怪的疾病，甚至体内的有形肿块都可从痰饮施治，治疗痰病的法则也甚多，如宣肺化痰、涤痰开窍、清心豁痰、燥湿化痰、息风化痰、清热化痰、软坚化痰、通络化痰等。

《金匮要略·痰饮咳嗽病脉证并治第十二》说，"水在心，心下坚筑，短气，恶水不欲饮。水在肺，吐涎沫，欲饮水。水在脾，少气身重。 水在肝，胁下支满，嚏而痛。 水在肾，心（脐）下悸"，这是水饮侵及五脏的大致证候。还细致地把不同部位的痰、饮分开表述，定义为痰、悬、溢、支四饮，"其人素盛今瘦，水走肠间，沥沥有声谓之痰（淡）饮；饮后水流在胁下，咳唾引痛，谓之悬饮；饮水流行，归于四肢，当汗出而不汗出，身体疼重，谓之溢饮；咳逆倚息，短气不得卧，其形如肿，谓之支饮"。水饮在肠胃，阻碍精华吸收所以日渐消瘦叫痰（淡）饮；水饮稽留胁下，阻碍气机运行，咳嗽吐痰也会引起疼痛叫悬饮；水饮随着经络流行到四肢，阻碍汗孔，应当汗出而不能，导致身体疼重叫溢饮；水饮稽留在胸膈之间，导致咳嗽气急，短气不得平卧，形体如肿叫支饮。饮为阴邪，故"病痰（淡）饮者，当以温药和之"。不仅阳虚而饮邪不化者应与温药，就是攻逐、利水、发汗之剂中均应佐以温药，这是治疗痰饮病的主要法则。

4. 瘀血阻滞　由于血液运行不畅，或离经之血未能消散而留滞不去，都是形成瘀血的原因。瘀血本为病理产物，也如痰饮一样会成致病因素。气为血帅，气行血行，气滞则易血瘀。血气者喜温而恶寒，寒则涩而不流，温则消而去之，故而气滞、血寒是导致瘀血的主要因素。外伤以及其他原因导致的出血，离经之血会在局部停留，如果不能及时、完全消散，也是产生瘀血阻滞的重要原因。瘀血形成之后，会更加阻碍气机的运行，产生各种与瘀血相关的病症。《素问·玉机真脏论》："脉道不通，气不往来。"《素问·脉要精微论》："因血在胁下，令人喘逆。"《素问·缪刺论》："恶血留内，腹中胀满，不得前后。"这些都是内有瘀血导致的病证。在《金匮要略·惊悸吐衄下血胸满瘀血病脉证治第十六》中，仲景对瘀血的病机及其表现有深刻的论述，说"病人胸满，唇萎舌青，口燥，但欲漱水不欲咽，无寒热，脉微大来迟，腹不满，病人言我满，为有瘀血"，离经之血，蓄结不散而为瘀血。瘀血停滞，气机运行受阻，可自我感觉胸腹满，虽然感觉口干舌燥而不欲饮，口唇萎而不华，舌头泛见青色。仲景又说"病者如热状，烦满，口干燥而渴，其脉反无热，此为阴伏，是瘀血也，当下之"，瘀血日久不去，与阳气相搏，所以会见犹如发热的烦躁、腹满症状，津液不能上走而口干舌燥，脉象反而不见热脉，是瘀血潜伏在血分的缘故，当以下法祛除瘀血。瘀血停留日久不去，还可导致有形的病变，是癥瘕积聚的病根。《灵枢·水胀》：

"石瘕生于胞中，寒气客于子门，子门闭塞，气不得通，恶血当泻不泻，衃以留止，日以益大，状如怀子，月事不以时下，皆生于女子，可导而下。"《说文》："衃，凝血也。"衃即为凝结成赤黑色的败血，陈旧败血滞留就会成为有形病变的病因。

瘀血在不同的部位作祟，会出现不同的病候。如瘀阻在心脉，则心气痹阻而胸闷心痛，口唇青紫；瘀阻在肺，则肺气不畅，络脉破损而胸痛咯血；瘀阻在胃肠则易使络脉破损而呕血、便血；瘀阻在肝，则胁下刺痛或生肿块；瘀阻在胞宫则少腹刺痛，月经不调，甚至络脉破而崩漏；瘀血在下焦不去，与阳气相搏，还可以导致神智病变等。此等即为瘀血不去则新血不生、瘀血阻碍则血不归经所导致的病变。瘀血与水肿还有密切关系，如《金匮要略·水气病脉证并治第十四》在分析女子瘀血与水肿的关系时说"问曰，病有血分水分，何也？师曰，经水前断，后病水，名曰血分，此病难治；先病水，后经水断，名曰水分，此病易治，何以故？去水，其经自下"。月经闭止，瘀血阻滞水道导致水肿，病候虽然为水，而病根在血，叫血分，比较难治，是因为通瘀难于去水；先水肿而后月经闭止，是因水肿导致经闭，叫水分，比较易治，因为把水肿去了，血脉也就会通畅，月经就会自己下来了。"经为血，血不利则为水"，所以血、水可相关为病，互为因果，标本缓急，自有不同。推广之，大凡严重顽固的水肿多有瘀血作祟，故而治疗顽固水肿不可只利水而不治血。痰饮也为水所变而异类，故而瘀血也可与痰饮相互勾结致病，痰饮、瘀血证候也相互掺杂出现，治疗往往也该痰瘀并治。王清任是清代的一位注重实践的医家，他对气血理论作出了新的发挥，特别是在活血化瘀治则方面有独特的贡献，创立了很多活血逐瘀方剂，注重分辨瘀血的不同部位而分别给予针对性治疗。他尤其强调气血相关的重要性，说"元气既虚，必不能达于血管，血管无气，必停留而瘀"。他提出了补气活血和逐瘀活血两个治则。这都是在前人的基础上又勇于实践所得来的宝贵经验，而来源还在于对经典的发挥。

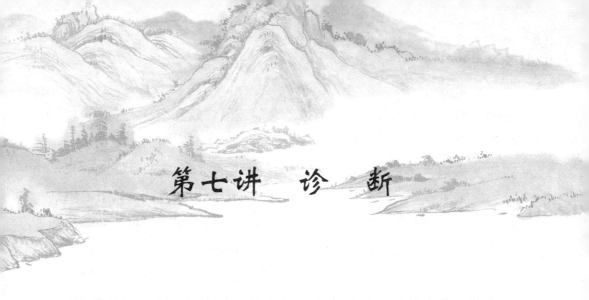

第七讲　诊　断

　　走进医院，我们都有这样的经历，大夫会开一些检查单，请您去做各种医学检查，依据检查报告来确定是何种疾病，这就是诊断，然后再根据诊断结论进行各种治疗。古老的中医学没有这些先进的仪器，是如何来诊断疾病的呢？诊断疾病有何依据？这些依据是否科学？是否能指导治疗呢？本讲就带您走进传统中医诊断疾病的一般方法，看看这些诊断方法有什么神奇之处。

　　要治疗疾病，就要采用一定的手段，从收集疾病的各种信息入手，通过归纳、分析这些信息，弄清楚致病的原因，病变的部位、性质等，得出一个正确的结论，为确定治疗措施提供准确依据，从而制定正确的治疗法则。诊断是在长期与疾病斗争的医疗实践中，通过对各种疾病的观察、摸索，累积起来的经验总结。诊断的方法十分丰富，总体来说是发挥感官如眼、耳、口、鼻、手等的功能，来收集疾病所表现的各种信息而进行归纳、分析，以得出与常人不同地方的结论而建立起来的望、闻、问、切四诊。通过眼睛对人的精神、形态、官窍、舌齿、肤色、毛发、分泌物、人小便等所有能够看到的影像进行观察就是望诊所必察；用耳朵、鼻子感受呼吸气息、语言声音、身体气味等就是闻诊所必审；通过交谈对职业住处、饮食起居、情志变动、所喜所恶、痛苦所在、发病经过等的了解就是问诊所必询；通过手对脉象、肌肤、手足、胸腹、胁肋等的触觉为切诊之所必循。诊断方法虽然只有通常的四种，但是涉及的范围广及到全身上下，可以见外揣内而知晓病情。《难经·六十一难》："经言望而知之谓之神，闻而知之谓之圣，问而知之谓之工，切脉而知之谓之巧，何谓也？然，望而知之者，望见其五色以知其病。闻而知之者，闻其五音以别其病。问而知之者，问其所欲五味，以知其病所起所在也。切脉而知之者，诊其寸口，视其虚实，以知其病，病在何脏腑也。经言以外知之曰圣，以内知之曰神，此之谓也。"现在随着声光电技术的进步，有了更多的医学检查，这样就丰富了诊断的内容，采集、运用这些资料分析疾病是四诊的延伸，是为望、闻、问、切、查。

"四时五脏阴阳"是中医理论的核心，贯穿在脏象、病因、病机、诊断、治则、药性等各个方面。诊断所收集的诸多信息，就是以五脏为核心的功能系统所关联的各层次的脏器、组织功能异常变化所反映出来的征象，诸如四时变化、五方地宜、五志好恶，以及五声、五色、五味、五脉等，都是诊断方法所必须采集的资料，也是诊断所必须要行使的主要内容。《灵枢·五色》："以五色命脏，青为肝，赤为心，白为肺，黄为脾，黑为肾。"五脏之色各有所应，五色的异常变化就是五脏病变的外在反应，诊察五色便知病在何脏。《灵枢·五阅五使》："五官五阅，以观五气。五气者，五脏之使也，五时之副也，……五色之见于明堂，以观五脏之气。"五官是五脏的外候，五种气色也是五脏的外候，并且与四时相互对应，观察五官的气色，就可以推测五脏的变化。五脏病变，以次相移，有生克乘侮，顺传逆传，诊察颜色的变化可以推测疾病的预后与转归。《灵枢·邪气脏腑病形》："见其色，知其病，命曰明。按其脉，知其病，命曰神。问其病，知其处，命曰工。……夫色脉与尺之相应也，如桴鼓影响之相应也，不得相失也，此亦本末根叶之出候也，故根死则叶枯矣。色脉形肉，不得相失也。故知一则为工，知二则为神，知三则神且明矣。……色青者，其脉弦也，赤者，其脉钩也，黄者，其脉代也，白者，其脉毛，黑者，其脉石。见其色而不得其脉，反得其相胜之脉，则死矣；得其相生之脉，则病已矣。"看色知道病所在是很明白的医生，切脉诊察疾病所在是很神奇的，询问而知道疾病所在是一般的医生。色、脉、尺肤相应犹如敲鼓与声音相应一样，是不会不一致的，这也如树的根与叶一样，根死了叶子也就会枯萎。诊察疾病时要从色、脉、形肉全面观察，不可偏废，所以只知其一仅仅是一般医生，称为工；知其二是比较高明的医生，称为神；知其三才是最高明的医生，称为神明。色脉相应，是疾病的一般规律，见某色而不见相对应的某脉，反而得到相胜的脉，是逆，预后不良；得到相生的脉，则病为顺，预后良好。这是五脏相生相克关系在诊断方法中的运用。五脏阴阳盛衰与四时阴阳的消长相互联系，可以预测疾病的转归。

知常达变，以外揣内，是诊法的主要方式。疾病，是在与平素无病状态相互比较，自我感觉或他感有异常的状态，如最基本的正常状态就是吃、喝、拉、撒、睡，以及身体自我感觉、心理无异常变化，那就是相对健康的，一旦感觉与平素有异常，就是生病了，诊断就是要弄清楚这些异常状况的原因。医者必须知道何为常乃知何为变。《素问·平人气象论》："黄帝问曰，平人何如？岐伯对曰，人一呼脉再动，一吸脉亦再动，呼吸定息脉五动，闰以太息，命曰平人。平人者不病也。"这是从脉的搏动来认定有病无病。"平人之常气禀于胃，胃者，平人之常气也，人无胃气曰逆，逆者死。"脉有胃气是无病之脉，无胃气就是不正常的，不正常就可能患要命的疾病。医者必须掌握正常生命活动的广博知识，才能知常达变而识别各种症候。人体内在的生理活动以及病理变化必然会反映到外表来，因而根据外在的征象表现，就可以推测内在脏腑的变化。《灵枢·本脏》："视其外应，以知其内脏，则知所病矣。"这就是以外揣内，以外部的征象揣测内部的变化。以外揣内是脏象学说在诊断方法里具体的运用。

象，是脏腑内在活动反映于外的征象，象的异常变化必然是内在脏腑功能活动障碍的表现，所以观察、收集这些异常现象就成了诊断疾病的依据。《素问·阴阳印象大论》："善诊者察色按脉，先别阴阳。审清浊，而知部分，视喘息，听音声，而知所苦，观权衡规矩，而知病所主。按尺寸，观浮沉滑涩，而知病所生。以治无过，以诊则不失矣。"善于诊病的医生，看色泽，按脉搏，首先辨明病属阴还是属阳。审察脉络的五色清浊，从而知道何部发病；看喘息的情况，并听其声音，而知道痛苦所在；看四时不同的脉象，因而知道疾病生于哪一脏腑；按皮肤的温度和寸口脉的浮沉滑涩，从而知道疾病所生的原因。这样，在治疗上，以此诊断就没有过失。色的清浊、喘息的声音、脉搏、皮肤的变化等都是外在的征象，运用视、听、嗅、触觉所收集的信息就可以推测病变的部位、性质等脏腑盛衰的变化。

四诊合参，审症求因，是诊法的重要原则。疾病表现出来的征象是多方面的，因此医者必须动用不同的感官来诊察，特别是对比较复杂的疾病，窥一斑而知全豹的做法是要不得的。所谓望而知之谓之神，是医者长期医疗实践对某些熟知疾病的诊断功夫，并非有什么奥妙玄乎的地方。切而知之谓之巧，就是说切脉是个很有技术含量的活儿，也不是看了些脉学书，熟记脉象与某些证候相应的说法就可以以脉断证了。自从王叔和作《脉经》，脉诊在《内经》与《伤寒论》的基础上有了一定的进步，所以时至今日，还有不少医生存在一个偏见的认识，往往夸大脉诊的作用，就是一按脉就知病症、病机，不四诊合参而处方用药。不全面收集疾病信息，断章取义地诊治疾病，是万万不可以的，若养成了这个不好的习惯，终会出医疗事故。《素问·至真要大论》："粗工嘻嘻，以为可知，言热未已，寒病复始，同气异形，迷诊乱经，此之谓也。"粗心大意的医生，沾沾自喜，以为掌握了疾病的所有情况，哪知他治疗热证尚未结束，寒证的病象又显现出来了，他不知道同是一气而所生的病变不同，就这样模糊地诊治疾病而扰乱了正常的经气。《素问·脉要精微论》："切脉动静而视精明，察五色，观五脏有余不足，六腑强弱，形之盛衰，以此参伍，决死生之分"，诊察脉搏动静变化的同时，还应观察眼睛的颜色，察五色的变化，以分析五脏六腑的强弱虚实，以及形体的盛衰，相互参合比较，以判断疾病的吉凶，所以说"能合色脉，可以万全。"这是强调诊断疾病要四诊合参的重要性。比如一个自诉发热的患者来诊，单就这一个发热的症状是不能确定疾病的性质的，首先因为发热有外感发热与内伤发热的不同，需要进一步确认有无恶寒、头痛、身困、身重或身痛，来区分是外感或是内伤。还要问病生多久，看舌苔白、黄、厚、薄、老、嫩，还要按脉看是浮、沉、紧、数等，能如此等诊察，疾病的性质就基本了然于胸。再问有无他苦，有无宿疾，饮食二便等情况，以免遗漏。若有他所苦，就要进一步诊察，或按胸腹心下，软、硬、痛否等，如此等剥丝抽茧，才能得出正确的诊断结果而拟定治疗法则。《素问·徵四失论》："诊病不问其始，忧患饮食之失节，起居之过度，或伤于毒，不先言此，卒持寸口，何病能中，妄言作名，为粗所穷。"诊病不问开始发病的情况，及是否曾有过精神上的刺激，饮食是否失于节制，生活起居是否超越正常规律，或者是否曾伤于毒，不首先问清楚这些情况，便仓促去诊脉，怎能诊察清楚病情？只能是顺嘴胡诌说个病名，使病人为这种粗心的医疗作风所害，这也是粗工的一贯伎俩。

不同病因的疾病，有其不同的特点以及发生、发展规律，因此探求病因是诊断极其重要的环节。因，是事物或现象发生、发展的必要条件，无因即无果。疾病摆在医生面前已经是果，以疾病的表现来审查疾病的原因，就是审症求因。基于六淫致病以及内伤致病的特点，这些有着同类病因的疾病有着相同规律可循的特点，是"智者察同"的结果，都是审症求因的标准，透过现象探求疾病的原因，是逆测、倒推求证法。因此，诊察病因，除了了解可以作为导

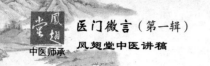

致疾病的客观因素外，主要是以疾病的表现为依据，通过分析疾病的症状、体征等，综合来分析探求病因、病机，形成证的概念，是给制定治疗法则、选择治疗方药以及其他治疗手段提供可靠证据的前提，这就是诊断所必须要完成的任务。

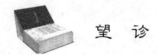

望 诊

望诊是医者通过视觉来观察人的精神、面色、形态、动作、舌象、络脉、皮肤、官窍等，以及排泄物、分泌物、分泌物的形、色、质、量等的异常变化，根据疾病的一般规律来推测脏腑病变、了解病情的一种诊断方法，是诊断之首要。有诸内而形诸外，人体外部和五脏六腑关系密切，是枝叶与根本的关系，若内在的脏腑生理功能有了不同于常的变化，必然有反映在外部各方面的病理改变。脏腑和体表由经络联通在一起，又分别和皮、肉、脉、筋、骨相对应。肺主皮毛，脾主肉，心主脉，肝主筋，肾主骨，五官也与五脏相关联，鼻为肺窍，目为肝窍，口为脾窍，舌为心窍，耳为肾窍。观察外表和五官形态功能的变化征象，可推测内脏的变化。头为诸阳之会，精、气、神的变化主要表现在头面部和双目，面部表情、色泽乃至于眼神、舌象等方面。精充、气足、神旺，是健康的征象。因此，望诊的重点在望神、望面色、望形态和望舌。

1. **望神**　神，是一个抽象的概念，是生命活动体现的征象，表现在诸多方面，生命功能旺盛则神旺，病或衰则神失去正常的表现。在重大疾病中，诊察神可以作为判断预后甚至判断生死的依据，此即所谓"得神者昌，失神者亡"。目光明亮，转动灵活，意识清楚，语言清晰，反应灵敏，动作灵活，体态、活动自如，呼吸自如，肌肉丰满是谓得神。目光晦暗，转动不灵，表情呆滞，精神萎靡，语声低微，反应迟钝，肌肉消瘦，甚至意识不清是谓失神。意识清楚，语言清晰是心的精气充足的表现；目光明亮，反应灵敏，体态自如是肝肾精气充足的表现；呼吸自如，肌肉丰满是肺脾精气充足的表现。这些是人正常的神，是五脏精气充足的表现，是为得神，见此，即使有病也脏气不衰，预后良好。意识不清或昏迷，语无伦次是心的精气衰败；目光呆滞，反应迟钝是肝肾精气的衰败；呼吸异常，身体消瘦，大肉尽脱，是肺脾精气的衰败。这些是五脏精气衰败的表现，是为失神，见此，即提示脏腑功能已失去正常，虽然小恙也必须引起高度警觉。神气不足是失神的一种轻度表现，多缘正气不足而见于虚证患者，如嗜睡懒言，倦怠乏力，动作迟缓等，经过正确的治疗可以逐渐恢复。神志异常也是失神的一种表现，但与精气衰竭的失神则有本质上的不同，如烦躁不安，癫、狂、痫病等的沉默寡言、闷闷不乐、发痴发呆、喃喃自语、哭笑无常，或疯狂怒骂、打人毁物、妄行不休、少卧不饥、甚则登高而歌、弃衣而走，或突然昏倒，口吐涎沫，四肢抽搐，醒后如常等，这些都是有着特殊的病机和疾病特有的规律所致，其表现类似于失神，但是并不一定意味着病情的严重性。

重病、久病或极度衰弱的病人，原本意识不清，突然神志清楚；本不多言语，语声低微，突然转为言语不休，声音响亮；本面色晦暗，突然颧红如妆；本毫无食欲，忽然食欲增强，这些与病情不相符合、不合常理而突然反作的现象，是由于精气衰弱已极，暴露出一时"好转"的假象，因此称为"假神"，比喻为"回光返照""残灯复明"，提示病情恶化，脏腑精气将绝，是阴阳离绝的危候，是临终前的征兆，为医者尤当识此方不致误。"五脏六腑之精气，皆上注于目而为之精"，眼睛最能反映神的旺盛与衰弱，目光明亮，五色分明，转动灵活是有神的表现；目无光彩，五色晦黯，反应呆滞是失神的表现，所以看眼睛就成了望神的重要环节。

2. 望色　望色是望诊的首要，望色可以知神，神色是脏腑气血的外在征象。喻嘉言在《医门法律·望色论》中说，"色者神之旗也，神旺则色旺，神衰则色衰，神藏则色藏，神露则色露"，指出了色与神的关系是很密切的。五色鲜明而有光泽，含蓄不露则神旺，晦黯无光而枯槁，颜色暴露则神衰。《素问·脉要精微论》："夫精明五色者，气之华也。赤欲如白裹朱，不欲如赭；白欲如鹅羽，不欲如盐；青欲如苍璧之泽，不欲如蓝；黄欲如罗裹雄黄，不欲如黄土；黑欲如重漆色，不欲如地苍。五色精微象见矣，其寿不久也。"精明见于目，五色现于面，这都是内脏的精气所表现出来的光华。赤色应该像白帛裹朱砂一样，红润而隐藏不露，不应该像赭石那样紫暗没有光泽；白色应该像鹅的羽毛，白而发光，不该像盐那样白而灰暗色；青色应该明润如璧玉，不应该像黯淡的蓝色；黄色应该像绢丝包着雄黄一样而明润，不应该像黄土那样枯暗无华；黑色应该像深漆之色而光彩润泽，不应该像青黑色那样枯暗。这就是说不管何种颜色都要有光华而明亮，没有明润的色泽就是五脏真色暴露于外，是真气外泄的现象，人的寿命也就不长了。《灵枢·五色》："五色各见其部，察其浮沉，以知浅深；察其泽夭，以观成败；察其散抟，以知远近。"面部的五色各见于相应的部位，看颜色的浮与沉知道疾病的浅深，看有无光泽可知疾病的成败，看颜色的疏散与聚集可知疾病的新久。清代医家汪宏据此总结出望诊十法。《望诊遵经·五色十法合参》："参以浮沉之法，则知其病之表里；参以清浊之法，则知其病之阴阳；参以微甚之法，则知其病之虚实；参以散抟之法，则知其病之远近；参以泽夭之法，则知其病之成败。"简要理解就是浮沉、清浊、微甚、散抟、泽夭分别用以判断疾病的表里、阴阳、虚实、新久、轻重。色泽显露于皮肤为浮，隐约藏于皮肤之内为沉，浮沉可鉴表里，色浮病在表、在腑，色沉病在里、在脏，色初浮后沉，病由表入里，色初沉后浮，病自里出表。清是色泽清晰，浊是色泽暗浊，清浊可分阴阳，色清病在阳，色浊病在阴，由清而浊，病由阳入阴，由浊而清，病由阴转阳。微是色泽浅淡，甚是色泽深浓，微甚可分虚实，微表示正气虚、甚表示邪气实，自微而甚，则先虚后实，由甚而微，则先实而后虚。散是疏散，抟是团聚，散抟可分病之新久，色散多为新病、轻病，或病将解，色抟多为久病、重病或病将加重，先抟后散病将好转，先散后抟病将转重。泽是滋润明亮，夭是枯槁黯淡，泽夭可看成败，色泽主生，色夭主死，色从夭转泽，精气来复，病有生机，从泽转夭为血气衰败，病将危亡。

色有常色与病色，常色之中又有主色与客色，病色之中又有善恶与顺逆。常色是指在正常状态下的色泽，容光焕发，精气内含，颜色润泽，是气血津液充盈、脏腑功能正常的征象。由于禀赋的不同，常色中有偏黄、偏红、偏白、偏黑甚至偏青的不同，无论何色，只要有神而含蓄不露，便是健康的颜色。《医宗金鉴·四诊心法要诀》："五脏之色，随五行之人而见，百岁不变，故为主色。"按五行理论归纳的一般规律，木形人青，火形人红，土形人黄，金形人白，水形人黑，这是生来具有的主色，一生不变。由于生活条件的不同，环境的变化，肤色有相应的改变叫客色，比如四时的变化对人有一定的影响，色泽也有相应的变化，这些变化不是十分明显，细心体察才能看到。《医宗金鉴·四诊心法要诀》："四时之色，随四时加临，推迁不常，是为客色也。"主客之色都是常色，诊察必须与病色辨别。病色是在疾病状态下除外常色而见到的反常的色泽，无论何色，只要是鲜明暴露而不含蓄，或晦黯无光而枯槁，或虽明润光泽而含蓄，但是不应时、不应位、或某色独见就是病色。在长期的医学实践中，发现了色有对应脏腑、对应一定的部位，对应不同性质的疾病的规律，以及由于疾病所在脏腑不同，寒热、虚实性质各异，色泽也有变化的规律，故而病色有善恶、顺逆。大凡色泽光明润泽为善色，气血能荣华于面，是有胃气的表现，预后良好；色泽晦黯枯槁为恶色，气血不能荣养，是胃气败坏的征象。善色的明润与恶色的枯槁形成鲜明的对比。在疾病的发展过程中，病色也不是一成不变，而是动态变化的，恶色转善，是为顺，表示疾病由重转轻，甚至为病愈的佳兆；善色转恶，是为逆，表示疾病由轻转重，甚至为病亡的恶征。面部各处分属脏腑是望色的基础，色与部位的相应能进一步的诊察病情。《灵枢·五色篇》："明堂者，鼻也；阙者，眉间也；庭者，颜也；藩者，颊侧也；蔽者，耳门也。"面部不同的部位有不同的名称，鼻叫明堂，眉毛之间叫阙，前额称为庭，两颊的外侧称为藩，耳前部位称为蔽。对部位这样人为地划分被称为明堂藩蔽，图示如下（图2）。

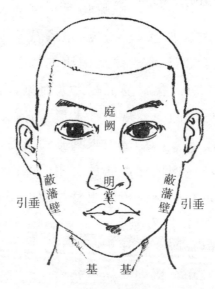

★ 图2 明堂藩蔽图

划分了部位，则每个位置都有脏腑器官所相对应，在其处观察其色，就有一定的规律可循。"庭者，首面也。阙上者，咽喉也。阙中者，肺也。下极者，心也。直下者，肝也。肝左者，胆也。下者，脾也。方上者，胃也。中央者，大肠也。挟大肠者，肾也。当肾者，脐也。面王以上者，小肠也。面王以下者，膀胱子处也。颧者，肩也，颧后者，臂也，臂下者，手也。目内眦上者，膺乳也。挟绳而上者，背也。循牙车以下者，股也。中央者，膝也。膝以下者，胫也。当胫以下者，足也。巨分者，股里也。巨屈者，膝膑也。此五脏六腑肢节之部也，各有部分"。若细致领会这段文字，当是"天庭与头、面对应，眉心的上部与咽喉对应，两眉之间与肺对应；再往下两目之间与心对应，再往下的鼻柱部位，则与肝对应，肝的左右，与胆对应。再往下的鼻头与脾对应，鼻头两旁与胃对应。面颊的中央部位与大肠对应，挟大肠对应部位的外侧，与双肾对应。肾对应部位的下方，则对应脐。鼻头的外侧上方，与小肠对应。鼻头下方的人中，分别与膀胱和子宫对应。两颧对应肩，两颧的外侧对应臂，臂的下方，对应手。内眼角的上方，对应胸与乳。面颊外侧耳边的上方，对应背。沿着颊车向下，对应大腿，上下牙床中间的部位，对应膝；膝的下方，对应小腿，小腿的下方，对应足。口角两侧的大纹处，对应大腿内侧，面颊下方曲骨的部位，对应膝部的膑骨"。以上就是五脏、六腑和肢体在面部的对应部位，图示如下（图3）。

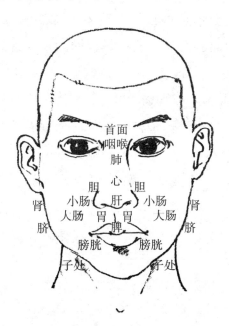

★ 图3 面部色诊分隔部位图

　　根据《素问·刺热篇》对五脏热病在面部出现赤色先后的描述，还有一个五方分法。"肝热病者，左颊先赤；心热病者，颜先赤；脾热病者，鼻先赤；肺热病者，右颊先赤；肾热病，颐先赤"，就是说左颊东方对应肝，右颊西方对应肺，额头南方对应心，鼻头中央对应脾，两腮北方对应肾。

　　以上的两种划分法，原则上是以前一种为主要依据，后一种为辅助。但是前一种很复杂，这要在长期的实践中才能掌握，面部五分法简便实用，所以也就成了一般常用的看色方法。看各部色泽也不能太死板，还得与其他诊法互参。

　　色见于面部，常分五色，称为五色诊，五色内应对五脏，是五脏精气的外华。《灵枢·五色》："以五色命脏，青为肝，赤为心，白为肺，黄为脾，黑为肾。"在长期的医学实践中，归纳出五色各有所主疾病的一般规律。《素问·举痛论》："五脏六腑，固尽有部，视其五色，黄赤为热，白为寒，青黑为痛，此所谓视而可见者也。"五脏六腑，在面部各有所属的部位，观察面部的五色，黄而发红为热，白色为寒，青色和黑色为痛，这都是视而能见的现象。

　　在《伤寒论》中有很多关于色诊的论述，涉及面色、身色、便色。如"时头热面赤，目脉赤""湿家之为病，一身尽疼，发热，身色如似熏黄""湿家病，身疼发热，面黄而喘""若被火者，微发黄色""面色缘缘正赤者，阳气怫郁在表""火劫发汗，邪风被火热，血气流溢，失其常度。两阳相熏灼，其身发黄""身黄，脉沉结，少腹鞕满，小便不利者，为无血也""若不结胸，但头汗出，余处无汗，剂颈而还，小便不利，身必发黄""因胸烦，面色青黄，肤瞤者，难治；今色微黄，手足温者，易愈""太阴者，身当发黄，若小便自利者，不能发黄""阳明病，面合色赤，不可攻之，必发热色黄，小便不利也""三阳合病，腹满身重，难以转侧，口不仁面垢""鼻干不得汗，嗜卧，一身及目悉黄""瘀热在里，身必发黄""本有久瘀血，故令喜忘，屎虽鞭，大便反易，其色必黑者""伤寒发汗已，身目为黄。所以然者，以寒湿在里不解故也""身黄如橘子色""小便白者，以下焦虚有寒""少阴病，下利清谷，里寒外热，手足厥逆，脉微欲绝，身反不恶寒，其人面色赤""少阴病，自利清水，色纯青"等。这些对色的望诊是可以推测、确定病机以及疾病的性质的信息。

《金匮要略·脏腑经络先后病脉证第一》："问曰，病人有气色见于面部，愿闻其说。师曰，鼻头色青，腹中痛，苦冷者死。鼻头色微黑者，有水气，色黄者，胸上有寒，色白者，亡血也。设微赤非时者死。其目正圆者，痉，不治。又色青为痛，色黑为劳，色赤为风，色黄者便难，色鲜明者有留饮。"这些都是望诊的具体内容，可以望而知之为痛、为水气、为寒、为劳、为亡血、为留饮等。

色泽的变化在某处可以与多种疾病有关，且对应疾病所在，《灵枢·五色篇》："男子色在于面王，为小腹痛，下为卵痛，其圜直为茎痛，高为本，下为首，狐疝溃阴之属也。女子在于面王，为膀胱子处之病，散为痛，抟为聚，方圆左右，各如其色形。其随而下至胝为淫，有润如膏状，为暴食不洁。左为左，右为右，其色有邪，聚散而不端，面色所指者也。"男子病色出现在鼻头上，主小腹疼痛，向下牵引睾丸也会疼痛。如果病色环绕出现在人中沟上，主阴茎疼痛，出现在人中沟上部则表现为阴茎根部疼痛，出现在人中沟下部的则阴茎头部疼痛。这些是狐疝、阴囊肿大等疾病。女子病色出现在鼻头上，主膀胱和子宫的病变，病色散漫者，为气滞而疼痛，病色抟聚者，为血凝而积聚，积聚形态的方圆、位置的左右都和病色的表象相一致。病色若随之下移到唇部，则表明患有自淫、带下等病变。若兼见唇色润泽如脂膏样，为暴饮暴食、饮食不洁之物所引起的疾病。病色出现在左侧对应左侧有病，病色出现在右侧对应右侧有病。面部有病色，或聚或散而不端正的，观察面部病色所在的部位，就可以知道发病的

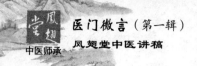

部位。

观面部特殊的色泽变化甚至可以断人生死，如《灵枢·五色篇》说"赤色出两颧，大如拇指者，病虽小愈，必卒死。黑色出于庭，大如拇指，必不病而卒死"，所以色诊在临床上诊断疾病的意义重大。

归纳五色所见对应疾病的性质，则青色主风、寒、痛、瘀、惊；赤色主热；黄色主湿、虚；白色主虚、寒、亡血、脱气；黑色主肾虚、水饮、寒、痛、瘀。这都是疾病所表现的一般规律。

3. 望形态　形是身形、体质，态是姿态、动作。五脏外合皮、肉、筋、骨、脉的五体，五体赖五脏精气的充养，是五脏对应的外候，五脏精气的盛衰和功能的强弱又可通过五体反映于外。形体与内脏功能的盛衰是统一的，也即形神合一。内盛则外强，内衰则外弱，故诊察形体强弱、高矮、胖瘦的不同，姿态动静等的各异，可以揣测脏腑的虚实、气血的盛衰。不同的体质身形阴阳禀赋不同，姿态动作阴阳盛衰各异，对易患疾病的种类和患病后疾病的转归也不尽同。如素体阳盛者，患病易从阳而化热，素体阴盛者，患病易从阴而化寒。外部形态与内部功能必有一定联系，也必有一定联系的规律可循，故诊察外观形态可以揣测内脏强弱。

《灵枢·寿天刚柔》："人之生也，有刚有柔，有弱有强，有短有长，有阴有阳，……形有缓急，气有盛衰，骨有大小，肉有坚脆，皮有厚薄，……形与气相任则寿，不相任则天。皮与肉相果则寿，不相果则天，血气经络胜形则寿，不胜形则天。……形充而皮肤缓者则寿，形充而皮肤急者则天，形充而脉坚大者顺也，形充而脉小以弱者气衰，衰则危矣。"人天生禀赋有刚强与柔弱的分别，身高有短与长的不同，体质有阴与阳的区分，……外形有弛缓有紧张，气有旺盛与衰弱，骨骼有大小，肌肉有丰满有脆弱，皮肤也有厚与薄，……外形与正气相称的多长寿，不相称的多天折。皮肤与肌肉相称的多长寿，不相称的多天折，血气经络的强盛超过外形的多长寿，不能超过外形的多夭折。……外形壮实而皮肤舒缓的多长寿，外形虽盛而皮肤紧急的多夭折，外形壮实而脉象坚大有力的为顺，外形虽盛而脉象弱小无力的为气衰，气衰则是很危险的。这就是说，不管身形是何种禀赋，外形与正气不得相失，相得则寿，相失则夭，形气必相得，才是健康的状态。"若形充而颧不起者骨小，骨小则夭矣。形充而大肉䐃坚而有分者肉坚，肉坚则寿矣。形充而大肉无分理不坚者肉脆，肉脆则夭矣。此天之生命，所以立形定气而视寿夭者，必明乎此立形定气，而后以临病人，决生死"，比如外形虽盛而颧骨不突起者骨骼小，骨骼小的多夭折。如外形壮实大肉突起纹理分明者是肉坚实，肉坚实的人多长寿。外形虽盛而人肉无纹理不坚实者是肉脆，肉脆的人多夭折。这些是人的先天禀赋，之所以根据形气的不同来衡量寿夭，是因为可以从形与气推断体质的强弱，而后临床时根据形与气是否相得的情况，以决定预后。所以说"平人而气胜形者寿；病而形肉脱，气胜形者死，形胜气者危矣"，健康人正气胜过外形的就会长寿；如果病了肌肉已经极度消瘦，虽然看起来似乎正气胜过外形最终要死亡；如果外形胜过正气是外强中干，则是很危险的。分析形体与正气的关系，就可以大致分析出疾病的轻重与预后。

《灵枢·本脏》："勇士者，目深以固，长衡直扬，三焦理横，其心端直，其肝大以坚，其胆满以傍，怒则气盛而胸张，肝举而胆横，眦裂而目扬，毛起而面苍，此勇士之由然者也……怯士者，目大而不减，阴阳相失，其焦理纵，𩩲𩨗短而小，肝系缓，其胆不满而纵，肠胃挺，胁下空，虽方大怒，气不能满其胸，肝肺虽举，气衰复下，故不能久怒，此怯士之所由然者也。"勇敢的人，两目凹陷而目光坚定，眉毛竖起而长直，皮肤肌肉的纹理是横向的，心脏端正而向下垂直，肝脏大而坚实，胆囊充盈而紧紧依附着肝。发怒时，气充满胸中而胸廓张大，肝气上升而胆气横溢，眼睛瞪得很大眉毛扬起，目光逼人，毛发竖起，面色铁青，这就是勇敢人的表现。怯懦的人，眼睛虽然很大却不凹陷，阴阳气血不协调，皮肤肌肉的纹理是竖向的，胸骨剑突短小，肝系松弛，胆囊不充盈而弛纵，肠胃挺直，胁下空软，即使发怒时，气也不能充满胸中，肝肺虽然暂时上举，但是随着气的衰减又重新下降，所以不能长时间地发怒，这就是怯懦人的表现。这是从勇敢与怯弱两个方面说人的体质差异。

《灵枢·通天》："人有阴阳，何谓阴人？何谓阳人？……有太阴之人，少阴之人，太阳之人，少阳之人，阴阳和平之人。凡五人者，其态不同，其筋骨气血各不等。"还有具体经文分析体质与性格的特征，张景岳在《类经·人有阴阳治五态》中说，"太阴、少阴、太阳，少阳者，非如经络之三阴三阳也。盖以天禀之纯阴者曰太阴，多阴少阳者曰少阴，纯阳者为太阳，多阳少阴者曰少阳，并阴阳和平之人，而分为五态也。此虽以禀赋为言，至于气血疾病之变，则亦有纯阴纯阳，寒热微甚，及阴阳和平之异也。故阳脏者偏宜于寒，阴脏者偏宜于热，或先阳而后变为阴者，或先阴而后变为阳者，皆医家不可不察也"。一般来说，人体质可以分为三类，即阴脏人、阳脏人、阴阳平和人。阴脏人体型偏于矮胖，头圆颈粗，肩宽胸厚，因肚子大身体姿势多后仰，平素喜热恶凉。阳气较弱而阴气偏旺，患病易从阴化寒，多寒、多湿、易痰浊内停。阳脏人体型偏于瘦长，头长颈细，肩窄胸平，因肚子瘪身体姿势多前屈，平素喜凉恶热。阴气较弱而阳气偏旺，患病易于从阳化热，多热、多燥、易化燥伤阴。阴阳平和人，体型介于阴脏人和阳脏人两者之间，其特点是阴阳相对平衡，气血调匀，在平时无寒热喜恶之偏，得其中正，是大多数人的体质类型。体质与性格有一定的内在关系，阴脏人性格内向，贪而少仁，好纳恶出，或小贪生贼心，看人得失而心生喜怨，所谓小人。阳脏人性格豪爽，好大喜功，虽无能而做事不顾后果或有小成绩而高傲自大，但是爱好交往，所谓豪士。阴阳和平的人，随其所居而安，不以物喜，不以己悲，虽然无所作为也欣然自如，少喜少怒，不与世争，谦虚谨慎，所谓君子。当然，这些只是一般规律，人的性格还随着所处的生活环境不同，所受的教育高低等也有所改变。

《灵枢·阴阳二十五人》："先立五形，金、木、水、火、土，别其五色，异其五形之人，而二十五人具矣。"把人的体质按照五行分为木、火、土、金、水五类，每类之中又按照五色、五音分为五种，合为二十五人。这是对人体质的比较细致的划分。阴阳二十五人的划分，也是一种探讨体质的方法。体质也不存在绝对的分界，当与其他诊法互参。

除了观身形强弱可审查体质之外，还要观察姿态动静以判断表里、寒热、虚实。动则生阳，静则生阴，阳主动，阴主静，是阴阳法则。阳、实、热证者喜动，阴、虚、寒者喜静，这是阴阳、寒热、虚实的一般规律。正常的姿态是恬淡舒适自然，行走坐卧动作随意自如，对外界反应灵敏，反之则为病。如天热多衣而厚或多覆而卧，身姿畏缩，必有恶寒喜暖，非表寒即里寒；天冷单薄衣少或揭扬衣被，必然恶热喜凉，非表热即里热。卧而欲起或但坐不得卧，卧则气逆，或为咳喘肺胀，或为水饮停于胸腹，或为食而难消肚腹饱胀的实证；坐而欲卧或但卧不得起，起则喘息，或为肺虚少气，或为久病虚羸，或为食少而弱的虚证。卧姿常向外喜光亮，身轻自能转侧，多为阳、热、实证；反之，卧时喜向里喜阴暗，身重不能转侧，多为阴、寒、虚证；久病虚羸若不能自己翻身转侧，动作难以自如，多为气血衰竭，预后不良。蜷卧喜加衣被者，多为阴证寒甚而恶寒，或有剧痛；反之，仰面伸足恶衣被盖覆，则多为阳证热盛而恶热，或有腹胀。坐卧不安，多心烦气躁，或某种难受而不能忍耐。以手护腹，行则前倾，弯腰屈背，多为腹痛，以手护腰，腰背板直，不得俯仰，或卑躬屈膝，转动艰难，多为腰腿痛疾；行走之际，突然停步，以手护心腹，不敢行动，多为心腹疼痛；皱眉蹙额，多为头痛脑胀等。肢体蠕动、震颤、抽搐、角弓反张等多为肝风内动或为痉症；双手不自主地循衣摸床，撮空理线，多为腑热实证，或邪热扰心，或久病大虚，神无所养。肢体筋脉弛缓，软弱无力，日久见肌肉萎缩而无疼痛者为痿，多为虚证；关节疼痛肿胀，难以屈伸，活动困难者为痹，多为实证。

所谓望而知之谓之神，由乎细心观察得知病情也！

4. 望脉络　望脉络主要在皮肤、黏膜，脉络表浅的部位，如眼、指甲、小儿指纹等处，看透过黏膜、皮肤表浅的细小血管，以判定表里、寒热、虚实、瘀血等的病理状况。望脉络常常是望色与望形的合参法。在眼睛的巩膜，也就是白睛上出现各种形状粗浅不一的血络，往往提示有内应的病变。小儿白睛洁白如瓷，最能体现气血通行无碍，无瘀血、痰浊的生理状态，随着人年龄的增长，白睛上多少会明显出现瘀滞的血络，颜色或红、或紫、或晦黯，粗细不同，形状各异，所出现的位置也不尽相同，这与身体内部的病变是相互呼应的，所以诊察白睛的血络结合其他诊法可以推测内脏的病变。一般来说，血络表浅，颜色鲜艳分明，病轻浅而近；血络隐藏，颜色晦黯浑浊，病深重而远；脉络细小，病为虚、为轻；脉络粗大，病为实、为重；脉络端直病轻浅，脉络迂曲病深重。脉络重浊、迂曲、颜色深重往往提示有瘀。重大疾病白睛的血络变化还常常先于舌脉，如望色的浮沉、清浊、微甚、散抟、泽夭看法一样，可以推测疾病的表里、虚实、寒热，发展、转归与预后。看皮肤以及其他部位脉络也与望白睛法理同。指甲为半透明的角质，通过看甲可以直观地了解气血盛衰以及运行情况。指甲红润含蓄光泽，坚韧而呈弧形，是气血旺盛、运行流畅征象，色深红提示有热，淡白少红润为血少，为虚、为寒，紫黑色为瘀。按压指甲，放开后迅速变红润，为气血运行无碍，红色恢复缓慢多为气滞血瘀。

幼儿气口尺寸短，常常下指诊脉不易，故看小儿指纹成了儿科诊断的常用诊法。从食指指端往指根，横纹三段传统分为命、气、风三关，从指端命关到指根风关反复轻推数次，脉络就会显露。看脉络形状、色泽、粗细、长短的变化，可以诊察表里、虚实、寒热。脉络显现于风关，病邪多在表，或病情较轻；从风关透至气关，病邪渐由表入里，或病情较重；见于命关，多病邪深入脏腑，如直透指端称为透关射甲，病情危重。正常指纹色泽浅红，红黄相兼，只是隐藏于风关之内，多呈斜形、单支状、粗细适中。若见色浅病轻，色深病重；色淡多虚，色滞多实；色淡红多寒，色紫红多热；色紫黑多瘀，色青为风或痛。若浮露浅显，病在表；沉滞深隐，病在里。增粗为实、热证，变细为虚、寒证。由短变长为病情加重，由长缩短为病情减轻。这些都是一般规律，也如脉搏的禀赋阴阳一样，个体差异也应该作为参考。

5. 望舌　望舌在望诊中占有极其重要的地位，几乎诊病必望舌。大凡外感、内伤疾病，必有验于舌，疑难杂症之属，诊断虽无所凭借也多在舌有验。舌头黏膜薄而透明，血液供应极其丰富，舌乳头变化也极其灵敏，所以舌头可以作为脏腑功能异常变化的标尺，为诊疾所必审察。望舌看象，所谓舌象，舌象的变化，最能客观地反映脏腑正气的强弱，病邪的深浅，邪气的性质，病情的进退等。舌头可以作为人体的一个缩影，舌尖看上焦，舌中应中焦，舌根应下焦。若再细致分区对应脏腑，则舌尖对应心肺，舌中对应脾胃，舌根对应肾，两边对应肝胆。望舌大致分为望舌质与望舌苔两个方面，看舌体的形态、色泽可探脏腑虚实，看舌苔的厚薄、润燥可察邪气深浅，津液盈亏，二者常合看，不可分割。正常舌象是为舌体柔软，运动灵活，颜色淡红，胖瘦适中，也常与人体高矮胖瘦相合；舌苔淡白而薄，均匀平铺在舌面，刮之不去而有根，干湿适中，不燥不腻，常常被描述为"淡红舌，薄白苔"。

望舌首先看舌质，荣润灵活是为有神，虽病无碍，干枯呆板，是为失神，有病当虑。

舌质的颜色，随着淡红而左右变化，色浅是为淡白，主虚、主寒；舌红主实、主热；舌深红为绛，在外感多为热入营血，在内伤多为阴虚火旺；舌紫为气血郁滞，紫而干为热盛伤津，紫而润为阳虚寒凝。

看舌老嫩知邪正虚实，无论舌生何苔，舌质坚敛苍老，纹理粗糙，多为实证；浮散娇嫩，纹理细腻，多为虚证。舌体胖大，边有齿痕，伸舌满口，痰饮水湿滞留；舌体瘦小，气血津液不足。舌见点刺，触之碍手，红则热毒炽盛，深入营血；白则脾胃素弱，有毒气攻冲；紫黑则热毒重极而气血壅滞。

舌见瘀斑，在外感热病多为发斑之肇端，在内伤杂病多为瘀血之征兆。舌生刺如芒，是邪热内结，兼见有苔而黄是热在气分；兼见无苔而光是热在血分。

舌有裂纹，无论见何苔，多为阴血亏损或夹积滞，舌红而有裂纹，热盛伤津；舌淡而有裂纹，血虚不荣；舌胖而有裂纹，水湿浸淫；舌上有浊苔难去而见裂纹，多有痰食瘀血积滞。

看舌硬软，也知邪正虚实，舌强硬运动不灵，多为邪实，或外感邪热扰乱心神，或热伤津液筋脉失养，或内伤杂病肝风挟痰，阻碍络道。舌痿软无力屈伸，表示正虚，为气血、津液亏虚而不营养。

舌不正而㖞斜为风，或风邪中络，或风痰阻碍。舌颤动不宁，新病多为动风，久病多为虚损。舌短紧缩，舌纵不收，无论虚实，皆属危候。

舌上生苔，是胃气的外候，看苔可知邪气浅深与胃气存亡。舌苔的变化极其复杂，总体来说，看苔需看苔色与苔质，主病的苔色大约有白、黄、灰、黑四类，苔质有厚薄、润燥，以及腐腻、偏全、消长、真假的变化。

白苔多为表证、寒证，舌苔薄白而润为正常人的舌苔，在外感病则表示病在表而未入里。苔白而过于润滑，多见于表寒证；苔白而干燥少津，为表热证，或感受燥邪，或津伤而欲化燥；苔白厚而干燥，本有湿浊又化热伤津，多见于湿温病。在杂病舌淡苔白而滑润，为寒证或湿证；苔白滑而黏腻，则有痰湿或湿困于脾；舌苔白滑而腐，为湿浊；苔白如雪花片而质干枯者，为雪花苔，示脾阳将绝；白如生霉或满口糜点，也为胃气衰败的危候。黄苔主里、主热，为热邪熏蒸而然，淡黄热轻，深黄热重，焦黄热极。在外感热病舌苔由白转黄，是表邪入里之征，薄黄而干燥，则热盛而津液受损；苔黄干燥生刺，伴有裂纹，为里热盛极，津液大伤，脏腑大热。在杂病苔黄厚而腻，多为痰热、食积或湿热内蕴；舌苔黄滑而润，则为阳虚水湿不化之兆。灰苔即浅黑苔，由白苔晦黯转化而来，也可与黄苔同时并见，主里证，可有寒热之分。苔灰而干，多热盛津伤，苔灰而润，多寒湿内阻或痰饮内停。黑苔多由黄苔或灰苔转化而成，往往是病情严重的表现，也有寒热之分。苔黑而干燥或生芒刺，为热极津枯；舌尖苔黑而干燥，为心火炽盛。苔黑而润滑，多为阳虚而阴寒极盛，是阴极反见阳化。

看苔厚薄，可知邪气深浅，透过苔能见到舌质，称之薄苔，否则为厚苔。舌苔薄，病情一般较轻；舌苔厚，表明邪气较为深重。在疾病发展过程中，舌苔可以是变化的，由薄变厚，表明病邪入里，病由轻变重；若舌苔由厚变薄，表明病邪外透，病趋好转。厚苔也表示胃气夹杂病气熏蒸而致，是内有痰浊、食积等。

察苔润燥可知津液变化，舌上有津是脾胃气充足、津液上承的正常表现，若苔湿而滑利，甚至伸舌滴津为滑苔；苔干燥而无津，甚至难于伸舌为燥苔。滑苔为里寒、为湿，多见阳虚或痰饮内停；燥苔为里热，为燥，多见阳盛或津液内伤。舌苔润燥也有特殊的病机，如湿邪在气分阻碍气化，本厚腻苔反而见燥；邪热入血分蒸动阴液，虽薄干苔反而见润。苔厚而实，颗粒粗大疏散，如豆腐渣堆满舌面，刮之难去，是为腐苔；中厚边薄，颗粒细小致密，如厚黏液铺在舌面，刮之易去，是为腻苔。腐苔是胃气与浊气相蒸上升所致，多有食积、痰浊或有内痈为患，腻苔是湿气内蕴，阳气被遏、津液难化所致，也多夹有食积、痰浊。但是，腐苔多是胃中阳热有余，腻苔多因脾阳不足，故看苔腐、腻可知阳气与湿浊的消长变化。

在疾病的发展过程中，舌上原本有苔，若局部或全部消失者，称为剥落苔；如果苔全部脱落，舌如镜面，称为光剥苔；若舌苔剥落不全，剥落处光滑无苔，称为花剥苔；若舌苔大部分脱落，仅留下一小块，称之鸡心舌。看苔的剥落可知胃气、胃阴的存亡，苔从有到无，为胃的气、阴不足，正气渐衰；苔从无到有，表明胃的气、阴渐复，病将好转。舌苔的消长变化，是邪正消长的外在征象，可以判断邪正的进退。大致来说，从无到有，为正气之复，从厚到薄，为邪气之退；从有到无，为正气之衰，从薄到厚，为邪气之进。

舌苔又有真假，真者有根，刮之难去；假者无根，刮之既无，真苔胃气旺盛，假苔胃气已衰。有根之苔逐渐增厚是邪气将进，无根之苔逐渐续生是正气来复。

舌质与舌苔是望舌的两个方面，当合看才能全面、正确地诊察疾病的阴阳、表里、寒热、虚实与津液变化的燥湿。舌质如常，虽有诸病苔，病气而已，舌质有变，当细看舌色的明亮与晦黯，舌质、舌形的润泽与枯槁。舌明亮、润泽虽病喜无大碍，舌晦黯、枯槁，则病转危重。舌质与舌苔也犹如树之根本与枝叶，舌质、舌形败坏，无论苔见如何，也当深虑；舌质、舌形的变化与苔的变化相应，病则易愈，不相应病则难疗。舌色的白、红、绛、紫，舌形的枯润与舌苔的白、黄、灰、黑以及厚薄、润燥、腐腻、真假可互见，当具体参合分析。舌淡白苔透明，似苔非苔，为湿气上侵，多脾胃虚寒；舌白见干苔，多阳虚津亏，干而粗糙，多邪热耗津；舌红见浅黄苔而润，或薄或厚，多为热扰胸膈，是虚热；舌红老黄苔或薄而干燥，或厚而燥裂起刺，多为热结胃肠，是实热。所以，黄苔看热，不在于厚薄，在于湿润与干燥，薄，热轻；厚，热重；湿润，热轻；干燥，热重。在厚薄与润燥中看热的多少与津液的亏盈。舌绛苔薄白，或素体阴虚火旺，或热入营血而夹表邪；绛而苔腐、腻，则兼秽浊、或夹痰饮水湿。舌紫苔白腻或黄滑，多寒凝血瘀或瘀血湿热兼加为患。一般来说，舌色与舌苔所主之病相符合为顺，舌色与舌苔所主之病不相符合为逆，或病机复杂。

舌头下的静脉称为舌下脉络，在舌诊中也有一定的意义。正常的舌下脉络隐现在舌下，在舌系带两边各一条，看舌下脉络应该让舌头翘起轻抵上腭，舌头放松勿用力太过，舌下脉络便充分暴露。正常脉络色暗红隐现、质地柔软，形态无弯曲、紧束。 般来说，舌下脉络的直径多不超过2～3毫米，长度不超过舌尖到舌下肉阜长度的五分之二，若脉络增粗、怒张于黏膜下，且长度延长，即可视为病态。瘀则色深，虚则色淡，粗长怒张多气滞血瘀，细短紧束多寒凝或阳虚而血运不畅。粗长怒张还多见于疼痛诸症，如癥积、膨胀、胸痹、痛经、闭经等，均与瘀血关系密切。观察舌下脉络对于瘀血病机的诊察有重要意义。

闻 诊

闻诊，是运用听觉、嗅觉，听患者发出的各种声音，嗅身体、排泄物的气味进行诊断的方法。听声音主要是听患者语言气息的高低、强弱、清浊、缓急的变化，以及听嗳气、呃逆、矢气、咳嗽、喘息、肠鸣等的异常；嗅气味主要是嗅口气、体味，以及排泄、分泌物的异常气味。听声音、嗅气味可探邪正虚实、病性寒热。

1. 听声音 人有着个体差异，健康状态下发声自然，音调和畅，由于性别、年龄、形质禀赋的不同，声音以及声调也有差异。声音的发出是肺、喉、会厌、舌、齿、唇、鼻共同协调发挥作用的结果。肺主一身之气，是发声的动力，气动则能出声，喉是发声的机窍，声由喉出。发音与肺、喉有直接关系，其他器官则起协调作用。听病者说话声音的强弱，可反映正气盛衰和邪气性质。语声高亢洪亮而多言，为实证、热证；语声轻微低沉而少言，为虚证、寒证。语声重浊，常见外感，为肺气郁闭，气道不畅而致。新病声音嘶哑，语言难出为实；久病言语低沉，懒言少语为虚。语言错乱，躁扰胡言多属狂证，多为痰热内扰，属阳证；喃喃自语，痴呆静默多是癫证，多为痰气郁闭，属阴证；神识不清，语言颠倒，声高有力，称谵语，属实证；神志恍惚，语言重复，声低无力，称郑声，属虚证。听呼吸声音粗而快多外感发热、邪气有余，属热、实证；呼吸气微而慢多内伤正气不足，属虚、寒证。呼吸困难，短迫急促难以接续，甚至张口抬肩、鼻翼扇动，难以平卧为喘；呼吸急促似喘，喉中痰鸣为哮。哮、喘常常同时出现，一为呼吸气息状态，一为痰气激荡声音。因咳逆而气上难下，呼吸急促，称为上气，是因痰饮邪气攻冲而然。不因咳逆而呼吸不足以息，难以接续，似喘非喘，喉中无声，称为短气，或因痰饮水湿内停、腹胀而满阻碍呼吸为实，或因肺、肾之气羸弱为虚。似乎短气而呼吸顺畅非不相连续，呼吸微弱，声低虚怯，是因为诸虚不足，身体虚弱的表现。

咳嗽、喷嚏、呕吐、呃逆、嗳气、肠鸣、矢气，都是声音，咳嗽、喷嚏声从肺气上逆冲动而来，呕吐、呃逆、嗳气声从胃而来，肠鸣、矢气从肠道而来，则此二类声音病在肺与胃肠。

咳嗽声音虽然来自于肺，然五脏六腑皆可令人咳，根据咳嗽声音以及兼见病症，可以判断寒热虚实。咳嗽声音重浊，兼见喷嚏时作，痰白清稀，鼻塞不通，为外感风寒；咳而声低，痰多易出，多为痰饮内蓄；咳声清脆少痰，或见血丝，多肺燥而热，火来克金；咳声不扬痰稠色黄，甚至难以咳出，多有肺热；咳声阵阵，喉痒难以遏止，多为风；咳声无力，兼见气促，肺、肾气虚。

呕吐意义有别，呕为声音，吐为物从口出，常同时出现，有声无物，为干呕，也称哕，吐则有物无声，都是胃气上逆的症候。从呕吐的情况也可判断寒热虚实，实、热呕吐，势态猛烈，声高音壮，夹杂食物黏痰，酸苦黄水；虚、寒呕吐，声音微弱，吐势徐缓，夹杂痰涎清水。朝食暮吐，虚寒胃反；食已即吐，多有胃热；口干欲饮，饮水则吐，为水逆；胸满腹胀，大便不通，上见呕吐，肠胃有结；心烦口苦喜呕，不欲饮食，胆胃有热。

嗳气在古籍中也叫噫，是胃中多气，出于喉咙而发出的声音，是胃气上逆的表现。饮食而后，偶尔嗳气，非病态。嗳气声高，常伴有心下饱胀，得嗳气则舒，则多为实，是胃脘有气滞、痰饮、食积；嗳声低沉，纳谷不馨，多胃气虚。

呃逆，在古籍中也称为哕，因膈肌痉挛，呃声连连，不能自主，所以后来称为呃逆。呃声清高，连续不断多为实、热；呃声低沉，良久再来，多为虚、寒；久病、重病，见呃逆谨防胃气衰败，即所谓"病深者，其声哕"。

因胸闷不舒或心情压抑，时欲出长气而引以为快，是为太息，多由情志不畅而然。

肠鸣是脘腹作响，据部位、声音可辨病情。胃脘、肠中辘辘有声，是饮留蓄于胃肠；脘、腹中有声，得温、得食而减，得寒、饥饿加重，为肠胃之虚。腹中如雷而鸣，伴见下利，是有水气。

2. 嗅气味　人体体味各有不同，也是禀赋的差异，正常的体味不易嗅觉，味重或有特殊气味当考虑有病。排泄物如呕吐物、痰液、汗、尿、大便、女子带下等，气味的差异都有临床意义。一般来说，大凡气味酸腐、臭秽重者，多实证、热证；气味清淡或略微有秽浊味者多虚证、寒证。

由口中发出臭秽之气，多见于口腔本身的病变或胃肠有热，口腔疾病致口臭的，可见于牙疳、龋齿或口腔不洁等，胃肠有热致口臭的，多胃热而宿食内停或脾胃有湿热。

引起出汗的原因不同，汗液的气味也不同。外感六淫，如风邪袭表，或卫气不固，汗出多无气味；气分实热，或久病阴虚火旺，汗出量多且有酸腐味。汗出色黄而带有特殊的臭气，为湿热黄汗；水肿若出汗伴有浓浊尿味则是险候。

鼻呼气时有臭秽气味，如鼻流黄浊黏稠腥臭之涕、缠绵难愈、反复发作，是鼻渊；鼻部溃烂，亦可产生腐秽气味，如梅毒、疠风或恶疮等；如鼻呼出之气带有腐烂甜味，是消渴病重症；若呼气带有尿臊味，也多见于水肿危症。

身体有疮疡溃烂流脓水或有狐臭均可致身臭。

排出物的气味，患者也能自觉。因此，对于排出物如痰涎、大小便、妇人经带等的异常气味，通过问诊，可以得知。一般而言，湿热或热邪致病，其排出物多浑浊而有臭秽、难闻的气味；寒邪或寒湿邪气致病，其排出物多清稀而无特殊气味。

呕吐物气味臭秽，多胃热；呕吐物气味酸腐，且有完谷不化状，则为宿食；呕吐物腥臭，挟有脓血，可见于胃痈；呕吐物为清稀痰涎，无臭气或腥气则为胃寒。

嗳气酸腐，多胃脘有热或宿食停滞而化热；嗳气无臭多气滞或寒邪客胃。

小便臊臭，色黄浑浊，属实属热；小便清长，微有腥气或无气味，属虚、属寒。大便黄色稀便恶臭或赤白脓血夹杂，为大肠湿热内盛而痢疾或肠中生痈。小儿大便酸臭，伴有不消化食物，为食积内停。大便溏泻，其气腥而淡者为肠中虚寒。

矢气腐臭，为食滞不化或肠中有宿粪停留。矢气频频，声响不臭，为气滞而腑气不畅。

月经或产后恶露臭秽为湿热侵袭胞宫，带下气臭秽色黄为湿热下注，带下气腥色白为寒湿不化。

问 诊

　　问诊是通过与患者的语言交流，来了解疾病的痛苦所在，以及发生、发展，治疗经过和其他与疾病相关的情况。《灵枢·师传》："入国问俗，入家问讳，上堂问礼，临病人问所便。"那种不等病人开口，便能诊断遣方用药是不负责任的作为，正如《素问·征四失论》所说，"诊病不问其始，忧患饮食之失节，起居之过度，或伤于毒，不先言此，卒持寸口，何病能中，妄言作名，为粗所穷"。《素问·疏五过论》也说，"医不能明，不问所发，唯言死日，亦为粗工"。问诊是诊断重要的环节，特别是患者的主诉，常常是决定病证的主要依据，所以问诊必不可缺。喻嘉言所著的《医门法律·问病论》说："问者不觉烦，病者不觉厌，庶可详求本末，而治无误也。……凡治病不问病人所便，不得其情，草草诊过，用药无据，多所伤残，医之过也。"问诊的范围是很广泛的，举凡病者的居住环境、家族遗传、饮食起居、忧患喜乐、发病经过、是否治疗、用药情况等，妇女经、带、胎、产也在必问。问诊一般有一定的顺序，除患者主诉外，常常问寒热、问汗、问渴、问头身、问胸胁、问脘腹、问饮食、问二便、问睡眠、问旧病、问服药等，妇女问月经、问带下、问胎产等。《十问歌》言简意赅，可以作为问诊的参考。"一问寒热二问汗，二问头身四问便，五问饮食六问胸，七聋八渴俱当辨，九问旧病十问因，再兼服药参机变，妇人尤必问经期，迟速闭崩皆可见，再添片语告儿科，天花麻疹全占验"。在实际诊疗中，还必须根据患者的主诉、具体病情而灵活地重点提问，并非千篇一律、一成不变地机械照搬，按现在的医疗环境与治疗手段，问诊还有新的内容。

　　恶寒与发热是临床中最易遇到的症状。恶寒是自我感觉怕冷，虽加衣被而怕冷不减，发热可以是自我症状，也可以是体温升高的他感体征。恶寒发热是感觉怕冷而又体温升高。恶寒发热的证候分析较复杂，有恶寒发热并见，有恶寒发热交替往来，有恶寒发热分见。

　　在外感病中，恶寒发热并见是有表证，卫气开合失度，失去"温分肉"的正常功能则恶寒，汗孔闭塞，阳气不得宣发，则郁而发热，即所谓"有一分恶寒便有一分表证"。恶寒、发热，伴见汗出是为"中风"，无汗是为"伤寒"，因风性疏泄，寒性闭敛而以病象名。表证寒热的轻重，与感受邪气的性质、邪气的轻重、正气的强弱都有关系。一般来说，邪轻者发热恶寒皆轻，邪重者发热恶寒皆重，正气强者发热恶寒皆重，正气弱者发热恶寒皆轻，遵循正邪虚实的一般规律，故有"太阳病，或以发热，或未发热，必恶寒、体痛，脉阴阳俱紧"之"伤寒"，有"始得之，反发热，脉沉"之"少阴病"。恶寒、发热界限不清或交替往来，发作无定时，伴见口苦、咽干、不欲饮食、胸胁满等为邪在半表半里。

　　在内伤病中，但寒不热，多为内寒，因阳气虚，功能低下，其特点是自感怕冷，得衣被，或得温而冷缓解。久病正虚内寒，为虚寒；新病邪实内寒，属实寒。但热不寒，多为内热，因阳气盛，或阴气虚，功能亢进，或虚性亢进，其特点是自感发热或他感发热，喜凉恶热。内热盛目赤面红、口渴喜冷、大汗出、脉洪大，是为壮热；内热盛，发热如潮水般来有时，是为潮热，或因肠胃热结而有燥屎热发于日晡；或身热不扬、头身困重，因内热夹湿发热甚于午后；或低热颧红、盗汗因内热阴虚而热发于午后夜间。

　　汗，为津液所化，由阳气蒸发津液从汗孔而出于体表，正常的出汗有调节体温、滋润皮肤等生理功能，也为人体排泄废物的方式。无论外感、内伤都有汗出异常的情况，问汗可以知道疾病的表里虚实。

在外感发热的疾病中，汗孔闭塞皮肤干燥而无汗是寒邪外束；汗孔开张皮肤湿润而汗出是风邪疏泄；恶寒颤栗，而后汗大出是为战汗，正气来复，正邪交争。

辨里证汗出可以知道病性寒热和阴阳盛衰，大汗出而多，蒸蒸发热，脉实为实热；冷汗淋漓不止，四肢厥冷，脉微是亡阳；素无他苦，常常汗出，是自汗，为卫气虚不能固涩而津液外泄；寐则汗出，醒来自止，为盗汗，是阴虚生内热而迫津外泄。

局部出汗异常常见头汗、半身汗、手足心汗。但头汗出，面赤心烦，上焦邪热；头面汗出，头身困重，湿热为患；额汗如油，四肢厥冷，气喘脉微，阴阳离绝。半身有汗，或左或右，或上或下，则是气血运行有碍的表现。手足心出汗明显多于其他部位，多与脾胃有关。

头为诸阳之会，头部症状常有头痛、头昏重、头晕，据头部症状的久暂、部位，辨别阴阳、表里、寒热、虚实。据头痛部位不同可以分辨不同的病机，如头项强痛，病在太阳；前额兼眉骨痛，病在阳明；痛偏在两侧或以太阳穴附近为甚，病在少阳；巅顶痛，病在厥阴；头痛昏沉，病在太阴；头痛连齿，多为少阴头痛。据头痛缓急，可以分辨外感内伤，如头痛急骤，痛无休止，发热恶寒，是外感，为阳证、实证。头痛连项，遇风寒加重是外感风寒；头痛面红目赤，是风热上攻；头痛且昏重而如裹，是外感夹湿，清阳不升；头痛绵绵，时痛时止，是内伤，多阴证、虚证。头痛遇劳发作，多中气之虚；痛而眩晕，多血虚不荣；头痛脑空，髓海不充，为肾精不足。头晕是觉如坐舟船，视物旋转，站立不稳，常伴有恶心、呕吐，若有头晕胀痛，多是风阳上扰；头晕昏沉，心悸、胸闷、呕恶，多水饮、痰湿内阻；头晕眼花，过劳则发，多气虚有亏；头晕耳鸣，多髓海不足，脑失所养。

无论外感风寒湿邪，亦或内伤有寒热水湿，只要有经络、气血运行的阻碍，皆可发生肢体、肌肉、关节的病变，问头身便是了解此类病情。周身痛，兼见头痛发热恶寒，是外感风寒邪气的表证；久病卧床，身体痛重，多为气血违和，营气不荣；头身困重，倦怠嗜卧，多为外感夹湿，阻遏阳气，或脾气虚羸，运化精微有碍难以营养肌肉；关节疼痛，多是痹症，或兼发热为外感所致，或为水湿浸淫流注关节而然；腰痛绵绵，疲软无力，多肾精亏虚，为劳；腰冷痛沉重，多水湿痹着；腰痛如折，痛处不移，转侧不能，为闪仆跌挫、瘀血阻滞。

胸胁脘腹是内脏所居的部位，知脏器部位，问患者所苦，知病在何处。

胸痛憋闷，痛而彻背，胸中阳气痹阻，为胸痹；胸背彻痛剧烈，痛而手足青至节，是真心痛；咳而胸闷或痛，发热喘促，为肺脏实热；痰白量多，胸闷，是痰饮蓄肺；咳而胸痛，痰中带血，潮热盗汗，是肺阴虚而生热；胸痛胀满而身热，咳吐脓血腥臭，为肺痈；胸胁胀痛而走窜，喜太息，为气滞；胸痛处不移，多闪挫所伤有瘀血阻滞；胸胁苦满，往来寒热，为外感邪在半表半里；胁肋热痛，目赤面红，为肝火郁滞，灼伤脉络；胁肋胀痛，面目发黄，为湿热黄疸；胁肋咳嗽引痛，或悬饮停留，或扭挫外伤。

胃脘在剑突下，俗称心口，古称心下，凡寒热、食积、气滞、水饮、瘀血都可导致胃脘胀满、疼痛、嘈杂、反酸等症状。胃脘冷痛，得温痛减，是客寒犯胃；胃脘热痛，消谷善饥，或口臭便秘，是胃中有热；胃脘胀满而痛、嗳气，是胃中气滞；胃脘刺痛不移，是胃中脉络瘀阻；胃痛隐隐，喜温喜按，口多清水或呕吐，是胃阳虚而生寒；胃痛灼热嘈杂，饥不欲食，是胃阴虚而生热。

腹部范围广，大腹当脐为太阴脾所主，肠居大腹，肚脐下至毛际，为小腹，膀胱、胞宫所居，小腹两旁为少腹，厥阴肝经脉络阴器所过。大腹胀满时而隐痛，喜温恶寒，喜揉喜按，大便稀溏，为太阴虚寒；大腹胀满不减，疼痛拒按，为实，或便干尿赤而为阳明燥热，或呕吐清水，小便清长为太阴寒实；小腹胀满，小便不通为癃闭，病在膀胱；小腹硬满刺痛，小便自利，为下焦蓄血；少腹疼痛，在女子按之有形，为有癥积，或痛引阴器，为寒凝肝脉。

问饮食多少，口味好恶，可知胃气盛衰、脏腑虚实。询问二便，可知脏腑寒热。

饮水，是补充津液的主要途径，口渴与否、饮水的多少，与津液盈亏及其输布有密切关系。口渴多饮，饮水能消，是身体缺乏津液的表现，在热病大渴欲饮冷，为热盛伤津，求水自救；在大汗、大吐、大下之后，渴欲饮水，也是津液匮乏所致；病无外在的寒热，而渴欲饮水，甚至饮一溲二，饮而不能解渴，是消渴病。有因津液输布障碍所致，如口干而不欲饮，见舌红少苔，多阴虚；渴而欲饮，饮却不多，舌苔滑腻，多内有湿邪；渴而欲饮，但是饮水难消，甚至饮水呕吐，是有水饮，等等。

人以胃气为本，胃气盛衰直接关系到疾病的轻重与转归。食欲减退，称为纳呆，是不欲食甚至厌食。食少而身体消瘦，多久病脾胃虚弱或素体虚弱；若因寒、热、食、痰等邪有碍胃气，就能导致食欲缺乏，甚至因胃气上逆而呕恶不能食，如口淡乏味，发热恶寒，是表有寒邪；口苦而欲呕，寒热往来，是邪热在半表半里；厌食口酸，嗳气酸腐，脘腹胀痛则多为食积，缘伤食恶食；口中黏腻，呕恶难食，多胃中有痰。饥不欲食，胃中灼热嘈杂，多胃阴匮乏；多食易饥，口渴心烦，口臭便秘，胃肠有火；多食易饥，口淡乏味，腹胀便溏，胃强脾弱。

大便秘结，腹满胀痛，舌红苔黄燥，热盛伤津；大便秘结，脘腹冷痛，舌淡苔白，阴寒内结；久病食少，大便难解，气液双亏，肠道失润。排便不畅，腹胀或痛，肝气乘脾，气滞使然；便溏不爽，肛门灼热，湿热蕴结，传导失司。久泻难愈，难以自控，甚至便中完谷不化，是为滑泻，多脾肾阳虚；里急后重，腹痛窘迫，甚至便中脓血夹杂，多是痢疾，是湿热化毒。

小便清长色白，畏寒喜暖，是虚寒；小便短赤而黄，恶热喜冷，是实热。尿少浮肿，是水肿，三焦气化失司，水湿内停；尿多消瘦，是消渴，肾阳羸弱火衰，开合失司。小便频数，涩痛急迫，是淋证，多因下焦湿热，膀胱气化不利；小便不禁，出而难控，是遗尿，多因下焦虚寒，膀胱失去约制。膀胱充盈胀满为癃，小便点滴难出为闭，合称癃闭，多为实证，或因湿热、或因瘀血、或因癥积结石等有形病变闭塞尿道。

看妇女病，除了以上常问之外，还得问月经、带下、妊娠、产育等，大凡此等有异，均可诊为妇科疾病或与妇科相关疾病。

在育龄期，月经每月必致是为常，但有极少数生理禀赋异常，两月一行为并月，三月一行为居经，一年一行为避年者也不可不知。月经正常周期约28天左右，持续时间多在4～7天，经色正红而无血块，根据月经的期、量、色、质可以判断寒、热、虚、实。月经的异常变化称为月经不调，一般有先、后、衍三期之变。经来提前一周左右，是月经先期，色深红，质稠量多，心烦难寐为血热；色黯淡，质稀量多为气虚，质稠量少为血寒；经来推迟一周以上，是月经后期，色紫黯，量少有块，为寒凝而瘀；色淡红，量少质稀，血寒而虚。前后相错，经来不定期为衍期，经色紫黯，量少有块而难下，小腹胀痛，为肝气郁结，气血瘀滞；经色淡红，量或多或少，或因脾虚不摄先期而来，或精虚血少后期而至。无论经前、经期、经后，小腹疼痛，是为痛经。经前腹胀痛拒按，经来痛减为实，或气滞、或宫寒、或有癥积，因不通而痛；经来而后小腹隐痛，喜温喜按，腰部酸困为虚，或气血虚、或胞宫寒，因不荣而痛。经来长久而淋漓不止，如屋漏之水点滴而下，谓之经漏；突然超过平素经来之量且不止，谓之经崩。常谓漏者崩之渐，崩者漏之甚，虽然崩漏常并称，但是程度、性质都有所别。崩漏血色深红、有块，腹痛拒按多为实、为热，色淡无块，腹不痛或痛也不甚，喜温喜按，为虚、为寒，然也多虚实夹杂，寒热互见者，不可不察。月经该来不来，或曾经来而中断，闭止三月以上者为闭经，需与妊娠、哺乳、绝经相鉴别。

　　妇女有少量的白带分泌，是正常的生理状况，若带下量多，淋漓不断，或色、质、味有变即为病。带下色白、清稀、量多，无异味者为白带，多因脾肾虚寒，湿气下注，或气虚不摄使然；带下色黄、黏稠、量多，气味腥臭者为黄带，多因湿邪化热，湿热下注；带下色红黏稠，或赤白相兼者为赤带，多因肝郁化火，灼伤胞络。妇女带下赤白长久或五色杂下，特别是在绝经期或绝经后谨防恶性病变。

　　问诊还不可缺少的有问病史以及服药，特别是现在，中医所接触的病患很多是已经治疗过的坏病变证、疑难病症，治疗过程较为复杂，所服用药物较多，特别是一些化学药品毒副作用诸多，所以要了解诸多药物的毒副作用，才能去伪存真地辨析证候。由于医学检查的深入，给诊断疾病带来了便利，但是也出现了很多新的病名，给辨证带来不少疑惑之处，必须透过这些诸多的检查报告去看疾病的本质，以中医特有的视角去认识疾病，才能得出正确的诊断。

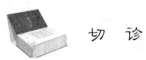

切　诊

　　通过运用双手的触觉，在体表进行触、摸、按等以一系列手法来获取诊断所需要的资料、信息的诊法就叫切诊，切字有贴近之意，如切身、亲切，就是用手亲近病者之躯来诊断疾病。切诊包括切脉、切肌肤、切手足、切胸腹等内容。切脉在第一讲已经初步叙述，在后来各讲都有涉及，在此着重说说切诊的其他内容。在典籍以及教材中，把切脉以外的部分切诊称为按诊，触摸、按压患者的某些部位，从局部的异常变化来推测疾病的部位、性质、病情轻重。按诊手法主要有触、摸、按三类。触就是以手指或手掌轻轻接触如额头、四肢皮肤等部位，来诊察寒热、润燥等情况；摸就是以手抚摸，来诊察患者的感受以及局部形态等；按是以手按压，如胸、胁、腹等部位，来诊察深部的感受与形态。各种手法常综合运用，如先触后摸、再按压，由轻到重、由浅入深，从而进一步了解病情。在望、闻、问诊的基础上，切诊也是很重要的环节，能更进一步地收集疾病的资料，从而全面完善诊断。

触摸肌肤能诊察表里、寒热、虚实、燥湿以及肿胀等情况。《灵枢·论疾诊尺》："尺肤热甚，脉盛躁者，病温也。"触摸寸口以上到肘关节以下的皮肤，感知皮肤的温度，可以诊断热病。病者身觉恶寒初触摸皮肤甚热，久按之热反转轻，是热在表；身觉发热久按之其热更甚，有热自内向外透发者，为热在里。轻按即痛者，病在浅表；重按方痛者，病在深部。大凡阳气盛者身多热，阳气衰者身多寒。肌肤濡软而喜按者，为虚证；患处硬痛拒按者，为实证。皮肤干燥者，无汗或津液不足；湿润者，有汗或津液未伤。皮肤过于干燥粗糙者，燥热伤阴或内有干血；皮肤过于湿润细腻者，寒湿伤阳或内有水湿。皮肤肿胀，轻按之即凹陷，放手遗留手印，不能即起者，为水肿；久按之凹陷，却随举手即起者，为气胀。触摸手足的寒热，可以辨别外感或内伤。手足背部较手足心热，为外感发热，手足心较手足背热，为内伤发热；比较手心与额上的热度可以分别表热或里热，额上热甚于手心热，多为表热，手心热甚于额上热，多为里热。手足俱冷者，是阳虚寒盛，手足俱热者，多为阳盛热炽。诊察四肢的寒热可知阳气存亡，阳虚四肢尤温是阳气尚存，四肢厥冷，其病多凶，如《伤寒论·辨少阴病脉证并治篇》所说，"少阴病，下利，若利自止，恶寒而身蜷，手足温者可治""少阴病，恶寒身蜷而利，手足厥冷者不治"。

触胁腹软硬可知虚实，摸腹皮冷温可知寒热。胸胁腹部的切按首先要病者摆正姿势，平卧于诊断床上，下肢屈曲，意念放松，勿刻意和医者抵抗。

胸胁的痰饮蓄水，除病者随呼吸有胸满或痛的自我感觉外，医者依此也可切出，前胸高起，按之气喘者，为肺胀，胸胁按之胀痛者，或胸中水饮内停，或胸中有结块积聚。以手按压当胁之下，腹部之侧，轻循或觉饱满，重按有抵抗力，病者蹙眉，或言微痛，为"胁下痞硬"，往上按压心下胃脘，挤压膈上，即牵引胸胁疼痛，并觉窒息难忍，为"心下痞硬满，引胁下痛"，都为实证。"腹满时痛"，喜温喜按，是虚而病在太阴，"大实痛"而拒按就是实，病在阳明，从心下至小腹硬满而痛，手不可近，为结胸，为大实证。

腹皮的温度、腹肌的紧张与松弛在切诊时常可感觉到，切腹主要了解凉热、软硬度、肿块、压痛等情况。如切腹部皮肤凉热，可辨别病证的寒热虚实。扪之不温或冷，为寒证；喜暖手按抚，为虚寒；不可近手，为寒实。扪之热甚，为实、为热证；按之灼热，为里热内伏。轻按腹壁柔软，而重按脐腹有力，多为正常状态，腹壁瘦薄，按之柔软无力，多为虚证；腹壁按之坚硬，为实证；腹部胀满，按之有充实感，有压痛，叩击听声音重浊者，为胀满实证；按之不充实，无压痛，叩击闻空声如鼓者，为胀满虚证；按腹疼痛，甚而拒按，为实证。按之疼痛，痛处固定不移，刺痛不止，为瘀血；按之疼痛，痛无定处，胀痛时发时止，为气滞。切腹发现肿块为积聚，须注意其大小、形状、硬度、有无压痛、表面是否光滑等，肿块固定不移，按之有形，疼痛有定处，为积证，病属血分；肿块聚散不定，按之无形，疼痛无定处，为聚证，病属气分。

看妇科尤要注重切诊，若单凭病者主诉，不加以切腹，病情常常隐晦。切按小腹，首先感觉子宫的饱满度，饱满胀大多实，柔软瘪小

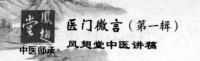

多虚。自感疼痛而按之痛缓或喜按为虚，按之疼痛加重或拒按为实。附件的切诊位置在少腹，有无包块、疼痛切而可知。

　　总而言之，热病切肌肤，可知表里与寒热；杂病切胸腹，可探阴阳和虚实。

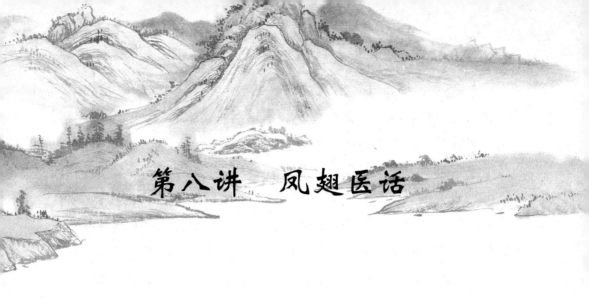

第八讲　凤翅医话

在过去出版的《医门凿眼》《医门锁钥》两部医著里，作者已经有一百二十余篇精彩的医话，大多是对临床常见，甚至是少见疾病治疗的个人总结，有循规蹈矩的理法，也有很多出奇制胜的招数，有对医理的深刻探讨，也有对药理的独特见解。本讲秉承一贯风格，再次带您走进中医学的堂奥。

以案说法治臌胀

王姓女孩，19岁。2013年8月初发现下阴肿胀，随即去医院检查，不知原因。越多日，肚腹胀大，胸膈饱胀，走路气喘，呛咳。B超检查示腹水、胸腔积液。隔壁邻舍多言孩子怀孕了。其父乃我一老友，家境贫寒，其妻多年前与其离异，带俩孩子艰难度日。8月29日引孩子来诊。脉之沉，与汤药三剂。因经不起隔壁邻舍说教，随即借钱去医院，花钱三千多竟然没有查出病因，只是说低蛋白血症，血肌酐很高，有肾衰竭之虑。主治大夫说准备几万元住院。因为消费不起，故于9月12日二诊。

9月12日来诊时，见肚子大如怀胎七八月，小腿也因之肿胀，脉之沉滑，舌红少苔，口渴欲饮水，大、小便不利。其舌红少苔者，因水气阻碍津液上奉，故而也见口渴，不可以为"阴虚"之诊。此不

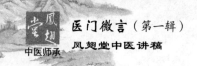

明原因之臌胀，发展如此迅速，病情堪虞。俗言有曰：风劳与臌嗝，阎王请就的客。当急急去水为要。师曰："诸有水者，腰以下肿，当利小便，腰以上肿，当发汗乃愈"；"腹满，口舌干燥，此肠间有水气，已椒苈黄丸主之"。乃参考第1次处方，给予：黄芪30克，防己15克，葶苈子10克，苦杏仁10克，泽泻15克，泽兰20克，椒目10克，车前子15克，槟榔15克，生姜一块约半两同煎，三剂以观效。

患女因其母早些年与父离婚，与父亲便有些矛盾，孩子嘛，毕竟还小，不知道大人之间的一些事情，加上其父现在与别的女子同居，故而生些怨恨。一再交代与父亲在一起居住，以便有人照顾，但是我这个医生做不了她家的主，父女二人各自居住，这样便管不住自己的嘴，胡吃乱吃，发生了呕吐拉肚子的问题，电话询问，告知吃些氟哌酸胶囊便也止住了拉肚子，因为与其父赌气，又觉得这三剂药吃后肿胀消了一些，便在二诊之后不再有消息。

9月30日，我接到女孩父亲的电话说，孩子有一段时间没治疗，现在很严重，已经躺在床上自己起不来了，上厕所也要人帮助才可以，又无钱去住医院，孩子又跟自己闹别扭，看来娃子的小命难保哦！我说，既然到这个程度了，只得死马当活马医了，你把孩子给我送来。10月1日上午，父女三人一行来到了我的诊所。看孩子穿了一件睡衣，瘦小的身子托住个大肚子，如大瓮般，双腿肿胀如象腿，脚上的大拖鞋只是穿进去了半头。摸肚子到右下腹孩子喊疼，勉强掀开睡衣，发现肚子上有一片水疱，原来是肿胀得狠了，皮肤竟然起了水疱，很是惊愕。坐在比较低的椅子上，出气都艰难，起来需要人扶持。脉之沉而数，看舌红少苔，说口中干渴欲饮，小便艰涩，大便尚可，怕冷。量一下体温，低热37℃多，可能是因为肚子上起来的水疱有点轻微感染的缘故。说上次吃了那三剂药后，肿胀消了不少，只是这段时间没吃药，就越来越严重了。综合分析，觉得二诊处方无错，看现在情形，只得加大药量。处方：黄芪50克，防己15克，葶苈子15

克，苦杏仁10克，泽泻20克，泽兰30克，椒目10克，车前子30克，槟榔15克，生姜一块为引，三剂。

10月4日，第四诊。药后小便多，大便通畅，观肚子消肿不少，小腿与脚也变瘦了。在第三诊时，从后边看，因肚腹胀大而变得没有女孩子应有的曲线，现在已经能看出一点了。上方不变，剂量同等，再加赤小豆30克，三剂。嘱每日买一斤左右的鲤鱼一尾，赤小豆二两左右，生姜一两拍碎同煮烂，稍微放一点盐，有味道即可，不可多加盐。本该7号或8号复诊，但是不见来，心中忐忑。有道是，医不叩门，病人不主动告知病情，医生也难主动问询，只有疗效才可说话。

在忐忑、疑惑了几天后，10月11日，父女俩又来到了我的诊所。问为何吃药不及时，中断治疗，答，二女儿伺候姐姐发恼了，出门打工去了，我这几天又忙，所以没有及时来看。孩子说，这几天好多了，肿消了不少，吃药苦，不想吃了，能不能弄点丸子药吃。我说，不是吓你，这病不好好治会死人的，你是怕苦还是怕死？孩子不言语。等了会儿，小声说，怕死。我说，怕死就听话，好好吃药，下次再这样，我不给你看了，叫你老爸弄钱去住医院，花很多钱不说，还不晓得是奶奶是爷哩。仔细看小姑娘的肚子已经消下去不少了，还穿了条牛仔裤，心中暗想，这样估计死不了了。问肚子上的水疱咋样了，说已经没有了。掀开上衣，只见原来出水疱的地方遗留了一片乌疤，水疱已经消了。拉起裤子，看小腿上已见皱纹，像是要脱皮的样子。笑曰，得了大病，不死叫你脱层皮，你这腿以后可能会脱一层皮的（可惜在最严重的时候忘记拍照，甚是遗憾，这不，及时拍了几张照片以为据。）脉之还见沉而微数，外热早已经退了，看舌虽还见红色，然舌上已经见苔。第四诊方不变：黄芪50克，防己15克，葶苈子15克，苦杏仁10克，泽泻20克，泽兰30克，花椒10克，车前子30克，槟榔15克，赤小豆30克，生姜一块为引，再投三剂。交代无论如何，一天一条鲤鱼不能少，几块钱，又补养身体，又帮助治病。写以上文字已经是14号，不知何时再诊。

臌胀，多气、血、水相关为病。喻嘉言《医门法律·胀病论》："凡有癥瘕、积块、痞块，即是胀病之根，日积月累，腹大如箕，腹大如瓮，是名单腹胀。"现代医学已经明确，腹水可由心脏病、肝病、肾病、结核病、恶性肿瘤等引起，是一个常见的临床体征。然临床所见，不明原因者常有。我在几年前遇到一位60多岁的老年妇女，患单腹胀多年，肚腹胀大，四肢清瘦，上海、北京、武汉名院竟然没有确诊为何病，多年只得行抽腹水、补蛋白等治疗方法，得以苟延生命，因此而家徒四壁，其情可怜。

若论治法，《金匮·水气病脉证并治》有详细论述，可以参阅。

《医门法律·胀病论》有律七条，言"凡治水肿病，不分风水、皮水、正水、石水、黄汗五证，及脾肺肾三藏所主，恣用驱水恶劣之药，及禹功、舟车、导水等定方者，杀人之事也。

凡治水肿病，有当发汗散邪者，不知兼实其卫，致水随汗越，浸淫皮腠，不复顺趋水道，医之罪也。

凡治水肿病，遇渴而下利之证，误利其水，致津液随竭，中土坐困，甚者脉代气促，濒于死亡，医之罪也。

凡治水肿病，遇少腹素有积块疝瘕，误行发表攻里，致其人浊气上冲胸胃，大呕大逆，痛引阴筋，卒死无救者，医杀之也。

凡治水肿黄汗证，乃胃热酿成瘅水，误用热药，转增其热，贻患痈脓，医之罪也。

凡治水肿病，不察寸口脉之浮沉迟数，弦紧微涩，以及趺阳脉之浮数微迟紧伏，则无从辨证用药，动罹凶祸，医之罪也。

凡治胀病，而用耗气散气，泻肺泻膀胱诸药者，杀人之事也。治病之药，贵得其宜，病有气结而不散者，当散其结；甚有除下荡涤，而其气之结仍未遽散者，渐积使然也。今胀病乃气散而不收，更散其气，岂欲直裂其腹乎？收之不能遽收，亦渐积使然，缓缓图成可也。

若求快意一朝，如草头诸方，明明立见杀人，若辈全不悔祸，展转以售奸，吾不知其何等肺肠，千劫不能出地狱矣。"

如今，医学检查先进，然世人多迷惑于医学检查，奉为神灵，不知医学检查是建立在现代科技手段之上的诊断手段，能给出诊断结果，然有很多原因不明者，查出病无奈何以治，查不出病又无奈何以治的时候很多，奉劝世人勿迷信医学检查，治病，还是以疗效为准。

苦苦等了几天，10月18号早上正在埋头工作，进来人了。抬头一看，面前站着一位亭亭玉立的姑娘，身材苗条，只是面容清瘦，正是这个女娃。看面容虽清瘦，然精神还好，听言语中气尚足。脉之细而微数，此数则为虚。看舌淡苔薄，言左胁深呼吸或打喷嚏时有些疼，再无其他异常。先给十全大补丸一瓶，每日十克分服；槟榔四消丸三小袋，每日分服一袋，若见大便下泄，减量服之。嘱近几天再拍X线胸片，B超检查肝、脾、大腹、子宫、附件，看机器能否找到病源。已经等了五天了，还不见人影儿，有道是，好了伤疤忘了痛。患者完全听话的不多。再等等，看啥时候能拿个检查报告来。

10月23日下午，小姑娘拿来几个检查报告，有X线胸片、肝胆脾胰B超、子宫附件B超。原以为能"水落石出"查出点儿问题，没想到很失望，一切正常。

本以为病好了就不会再犯，谁知天有不测风云，人有旦夕祸福。时隔数月，2014年3月4日上午，小姑娘和她爸爸一起再来。见面大吃一惊，面部浮肿，眼睛只剩下一条缝，肚子明显看到肿大如瓮。并且咳嗽不休。追问来龙去脉，言2月26日感冒发热，打了几天吊瓶不见好转，近来三日，便肿到如此模样。听言惊骇不已。摸脉感觉手腕也有肿的意思，自言胳膊也胀。脉之沉数，舌微红，少苔。咳嗽吐痰，体温37.5℃。给人印象"风水"无疑！只是疑惑起病就有严重的腹水。原来腹水那么严重时，也不见面目浮肿，其中的道理还得深思。病来如山倒，看如此严重，建议立刻去住院治疗。其父面有难色，手

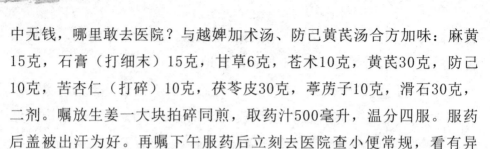

中无钱，哪里敢去医院？与越婢加术汤、防己黄芪汤合方加味：麻黄15克，石膏（打细末）15克，甘草6克，苍术10克，黄芪30克，防己10克，苦杏仁（打碎）10克，茯苓皮30克，葶苈子10克，滑石30克，二剂。嘱放生姜一大块拍碎同煎，取药汁500毫升，温分四服。服药后盖被出汗为好。再嘱下午服药后立刻去医院查小便常规，看有异常否。

3月6日复诊。看面相，已经成了原来的大眼睛，只是脸还有浮肿。因睡觉右侧卧咳嗽气急厉害，故而晚间睡觉左侧卧，左眼上睑肿如桃。肚子肿胀似乎也消了一些，只是如原来最早得病时肚皮上又见几个小水疱。咳嗽，吐黄痰，痰稀容易咳出，听呼吸有喘息之音。脉之觉得胳膊皮肤已经松了，不再有绷急的感觉，左脉沉数而小，右脉中取即得。舌红，上见白苔，口渴欲饮。查体温37.5℃。诉晚间睡觉有小汗出。师曰，"病溢饮者，当发其汗，大青龙主之，小青龙亦主之"，风水虽与"饮水流行，归于四肢，当汗出而不汗出，身体疼重"之"溢饮"证候不尽相同，但是有共同的病机就可异病同治。此水饮蓄肺，久之化热，是为"热饮"，饮非温不化，热非凉不除，肺为水之上源，治肺即为治水，治节行则水道通调，此也为提壶揭盖法。与小青龙加石膏法再加味治之：麻黄15克，桂枝6克，甘草6克，干姜6克，细辛6克，生半夏6克，五味子6克，石膏（打碎末）15克，苦杏仁10克，桑白皮10克，葶苈子10克，茯苓皮30克，白茅根30克，二剂。

此次检查已经能看出问题，小便常规检查示尿蛋白二个加号。因家境贫寒，莫说去医院，就是吃这几服中药也还欠钱至今。与言，看病要紧，有没有钱都不可耽误治疗。但是人都有自尊心，故而吃药老是延迟，这样或许就会贻误病机，延误治疗。

3月10日，父女二人再来，第三诊。看面相，左眼上眼睑已经消肿，问这几晚睡觉情况，说已经敢右侧卧了。脉之左手已不见沉小，数脉依然，体温37℃。舌上白苔减少，咳嗽虽然减轻，痰依旧多，口渴已经不明显，只是咳嗽吐痰后咽干欲饮，二便通利。与3月6日方，调整剂量，去石膏、半夏，加滑石、紫菀。与：麻黄12克，桂枝6克，甘草6克，干姜6克，细辛6克，五味子6克，苦杏仁6克，桑白皮10克，葶苈子10克，紫菀15克，滑石30克，茯苓皮30克，白茅根30克，二剂。

至此而后，不见来第四诊。2014年约七八月份，女孩与其母亲一起来感谢，说病一直未犯，欲与母亲一同去了。

半夜心跳为哪般

赵姓老太太，67岁，主诉长期失眠，夜半子时后心咚咚乱跳已月余，心烦而惊恐，耳朵里边也能听到搏动，甚是影响睡眠。多年"高血压""糖尿病"，吃的药不少，怕是药物副作用所致，细问一直在吃哪些药，原来并无此种感觉，病因难明。脉之弦而微数，舌红苔微黄，口干欲饮。师曰："伤寒八九日，下之，胸满烦惊，小便不利，谵语，一身尽重，不可转侧者，柴胡加龙骨牡蛎汤主之。"依"烦惊"，再合舌脉，而处柴胡龙骨牡蛎汤化裁方：柴胡10克，黄芩8克，半夏6克，天花粉12克，茯苓（打碎末）10克，甘草10克，首乌藤20克，龙骨（打碎末）10克，牡蛎（打碎末）10克，生姜为引，四剂以观效。越五日，来复诊，言药后心跳还有些许，再给四剂。有是证用是药，效不虚言。夜半子时后，一阳初升，阳气升则相火升，相火若旺则可为病。

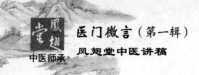

 ## 案说腺性膀胱炎

腺性膀胱炎是现代医学的一个病名。在没有膀胱镜直观检查的时代，不可能出现这样的病名，只有患者自己感觉或小腹不适、尿频、尿急、或尿痛、排尿困难，或肉眼见血尿等症状。在没有检查器械的时候，我们中医照样可以根据患者的表现，多从淋证来辨证施治。先从医学资料来了解一下"腺性膀胱炎"的病理表现。膀胱镜检查可见①滤泡样水肿，表现为片状浸润型的滤泡状水肿隆起或绒毛状增生；②膀胱黏膜乳头状增生，可见带蒂的乳头状物，充血水肿；③慢性炎症，表现为局部黏膜粗糙、血管纹理增多及模糊不清；④黏膜无显著改变。其中乳头状病变与膀胱乳头状肿瘤很难鉴别，仔细观察可发现腺性膀胱炎的乳头状肿物末端透亮且无血管进入，而膀胱乳头状肿瘤则末端不透亮且可见有血管进入乳头。有人认为腺性膀胱炎是良性病变，局部病理改变暂不需处理，但要定期随访。就病变本身而言，是一种良性病变，可不做处理，但必须定期进行膀胱镜复查，一旦出现增生或变异时则应及时进行处理。另一种意见则认为腺性膀胱炎是一种癌前病变，需积极处理，腺性膀胱炎是一种慢性疾病。在某一个时期可能是静止的，但它有恶变的趋势。以往有腺性膀胱炎和膀胱癌同时存在的报道，也有腺性膀胱炎发展为膀胱腺癌、黏液腺癌的报道。当腺性膀胱炎出现腺瘤样增生时，应高度怀疑恶变。膀胱内局部病变的处理要根据患者的临床症状、病变部位、大小、形状以及所引起的并发症等采取不同的方法。至于疗效如何，我不擅长西医治法，不甚了解。

唐姓妇女，五十二岁，患"腺性膀胱炎"二三年之久，其姐姐患"胆囊炎"几年前在我这里治愈，2013年6月22日介绍来诊。几年前因为丧夫之痛，忧伤多月，渐渐发觉尿频、尿急，以为尿道"发炎"，自购消炎药吃吃，也能取些小效，就没在意。后来有热心人介绍嫁到一丧偶的铁路职工，又有了夫妻那些事。尿道的"炎症"至此越来越重，吃消炎药，打消炎针，甚至输液治疗无效，随即去铁路医院检查，化验小便有少许红白细胞，做常规治疗效果不好，后又做膀胱镜检查，被诊断为"腺性膀胱炎"。至于膀胱内到底是啥样的表现，我这个医生也确实没见过。这个名词，一般的老百姓可没听说过，对大夫解释有可能是"癌前变"的说法很是担忧，只得服从治疗，好像是用啥电灼、灌注等治疗方法来着。这样好好坏坏先后住了几次医院，慢慢效果越来越差。越是注意有没有小便越是来得勤，解吧，也就是那么一点点，上街也成了个大问题，不知哪会儿想解小溲了。特别是天冷的时候一日可解几十次，昼夜不得安宁，没办法只得少喝水来控制小便次数，又生怕会得了癌症，恐惧有加。脉之稍弦，舌淡苔薄，小腹时有胀感，小便只是频、急、少，很少成大泡尿，与一般所见的尿道"炎症"有热尿痛、尿急、甚至尿血者不沾边。先不急与她分析中医的诊断，只是说，这样的病情与你心情很有关系，至于是不是以后会发展成"癌症"，现在忧虑也没有好处，只会加重自己的心理负担。反复解说利害，才得同意中药治疗。

分析她的病史，悲伤过度，忧思郁结，肝脏舒达气机有碍，情志致病的因素要占大部分；看表现，小腹时胀，小便频数，膀胱失约，也为"小便不利"。病在下焦，肝脉络阴器，当从厥阴气机郁结治以四逆散法，加减法说。小便不利者，加茯苓；"膀胱者，州都之官，津液藏焉，气化则能出矣"，当加桂枝化气。拟方如下：柴胡12克，白芍15克，枳壳12克，甘草10克，桂枝12克，茯苓20克，七剂以观效。

原来，我也遇到过多例诊断为"腺性膀胱炎"的患者，甚至有影像

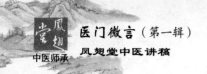

检查可以见到病变，疑似占位的患者，都为女性。辨证也不一定都为此案病机，治疗或效或不效，都是意料中的事情。第一，此病确实难疗；第二，病程多久远，病变程度不同；第三，不能坚持吃药。当然也有我辨治错误的可能。给药后在忐忑的心情之中等待了十几日，7月10号，患者又来了。

不待我开口，患者自己说吃了这几副药，小肚子的感觉很舒服，尿急的症状很有改善，小便也基本成泡了。我问为啥不来接着吃药。她不好意思地说，上次从医院出来时，还有一次啥灌注治疗没有做，想去再做不是很好吗，都是治病，谁知去做了起了反作用，回到原来没吃药之前了，这不又来找您了，唉！又说了很多怕是癌症的话。仔细再瞅瞅这位大姐，瘦高个，一看就是个急性子的人。效不更方，再与原方七剂与服。7月17号，距离上次吃药刚好七天，这次来得很及时。不过坐下后，这位大姐噘着个嘴，面有不悦之色。说，樊大夫，您这回给我的药是不是跟第一回不一样？我问，咋啦？她说，这回吃药效果咋没得第一回好？哦，如此。我说，药还是一样的药，吃还是一样地吃，咋会效果不一样了，是不是有啥原因？她支支吾吾了一会儿说，老公这几天要跟她房事，做了几回，是不是有影响哦，原来房事后也更觉得不舒服，小肚子老胀了，小溲都多了起来，管不住了。我顿了一会说，这个怨我没给你交代，是要杜绝房事的。呵呵，老汉儿聊发了少年狂，给老婆带来了严重问题。想必此病确实有膀胱里边黏膜的病变，做了夫妻那些事，刺激到了充血的膀胱黏膜，所以病情加重了。随即再给药七剂，加了一味赤芍药。嘱咐她对老公说无论如何不能再房事了，心情也要放轻松，该干啥干啥，不要老是想着自己的病，会越想越严重的，吃吃药，忘记它，说不定好得更快来！这一次药吃了以后，又不见了人影儿。 8月19号，这位叫人纠结的大姐又屁颠屁颠地来啦！这下好，坐在我对面叽叽喳喳说了好大一通，意思是说，每天去广场晨练，大姐大婶们在一起谈论各自的或者她们知道的病，这样子谈论多了，本来已经好得差不多的病又来啦！想想它就想尿，忘记了它又好些。一直追问，我到底会不会变成癌症。唉！恐癌症真是叫人抓狂哦。只得对她说，这个会不会变成癌症嘛，谁也说不清楚，不过来，你要是心情放下了，估计变成癌症的机会微乎其微，你要是一直纠结来，难说。呵呵，吓吓她也是必须的。无奈何再吃七剂药吧！巩固巩固疗效。

10月17号，大姐又来啦！是第五诊了。算算前边总共吃了二十八剂药了。自从上次停药后，感觉不错，那些恼火人的症状基本没有了。只是打牌坐时间久了，小肚子憋尿多了有些下坠不舒服，怕时间久了病再走了回头路，这不又要求再吃些药。看舌上有津液，不干燥，口不渴，原方调整剂量加味。柴胡8克，赤芍、白芍各6克，枳壳8克，甘草8克，桂枝10克，茯苓15克，乌药6克，小茴香6克，给药十剂，嘱每日二服。至于膀胱里边的病变现在到底是什么样子，我这肉眼是看不见的，不过见外以揣内，想必最起码最初的病变已经得到了很好地修复。也不敢要求她再去复查，怕进行了有损伤的检查，再度人为地刺激。

药误赶忙来救逆

一老友，患胸闷痛，诊之脉结，舌上黄腻苔，断为胸痹。与全瓜蒌30克，炒枳壳20克，桂枝尖10克，薤白15克，杏仁泥10克，茯苓末15克，甘草10克，四剂观效。

谁知药后，虽胸闷痛缓解，然数下利，脉之结更甚，每三五次即停，似乎代脉，遂心中惊吓不已，未敢与友言明。诉双腿软而无力，看舌苔黄去仍腻，急处方：桂枝15克，人参10克，茯苓末15克，白术10克，甘草10克，生姜10克，陈皮10克。三剂与服，脉顺

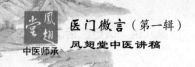
而安。

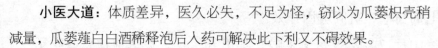

论坛互动

　　小医大道：体质差异，医久必失，不足为怪，窃以为瓜蒌枳壳稍减量，瓜蒌薤白白酒稀释泡后入药可解决此下利又不碍效果。

　　回复：所谓"药误"，即是虽然辨证方向对，但是用药有误差。所用全瓜蒌是溏瓜蒌，黏液甚多，用量大即可发生下利，何况有枳壳推波助澜。

　　伊藤千夜：胸闷痛，黄腻苔，我一直认为是小陷胸汤之症。茯苓末用得好，茯苓末能充分煎出药效，类似来复汤用龙牡末一样。杏仁泥也是，师傅对关键的细节很注重啊。不知道老师对菟丝子、楮实子、紫苏子这几个药入汤药有什么看法？

　　回复：都需要打碎入煎。菟丝子，用水发出芽，捣，干燥，用时再捣。楮实子、紫苏子入煎剂，都需捣碎。药煎成后，稍微放置一会再滤出药液。

　　杏林一翁：误案亦是学习好方法。樊师立能逆转，亦医者榜样。诊治当仔细矣，学习了。

　　回复：呵呵，常在河边走，总会有湿脚的时候。师曰："病皆与方相应者，乃服之。"如何用药与病完全相应，确实是大问题。

　　wjl812234："胸痹，心中痞气，气结在胸，胸满，胁下逆抢心，枳实薤白桂枝汤主之，桂枝人参汤亦主之。""胸痹，胸中气塞短气，茯苓杏仁甘草汤主之，橘枳姜汤亦主之。"好案，学习了！此案可与樊师《医门凿眼》医话篇"胸中气塞是胸痹"参照学习。

热病后遗细斟酌

　　某姓小儿，九岁。因食寒凉，又加外感咽痛发热，与解表方一剂，奈何药未入口，便吐不止，胃中难受，疼痛不已，不能服药。嘱去输液治疗，与能量合剂，另对症处理。越二日，发热去，吐止。查血常规，白细胞极低，妈妈恐慌，续引来诊治。

　　见口唇色紫，舌尖红赤，舌上苔者微黄而腻，饮食无味，时常呕恶，脉之濡数。与：淡竹叶一握、滑石二调羹、甘草　撮、藿香一撮、豆蔻　撮（打）、栀子五枚（打），煎汤250毫升，每温服50毫升，同时汤中点生姜汁，以汤味微辣为度。三服呕恶止，续进二剂善后。

 ## 扁桃体炎不难治

　　一同事要我详细地址，告知有一老婆婆欲找我看病。电话联系来诊，言三年找我没着。今欲为其小孙女看反复发作数年的"扁桃体炎"。

　　细谈得知，原来在2003年，我看好了她大儿子严重的"扁桃体炎"。翻阅处方，查对姓名，2003年2月20日，有熊姓青年来看病，因其"扁桃体"自小经常发炎，反复打针、输液"消炎"，不得去根。双侧扁桃体肿大以至于堵塞气道，睡觉打鼾。此次因为其爷爷去世，守夜受寒引发。发热恶寒，"扁桃体"肿大疼痛不已，咽水也困难。与"温病派"辛凉甘苦法，处方：连翘20克，忍冬藤20克，牛蒡子10克（捣碎），生甘草10克，射干10克，浙贝母10克，赤芍药10克，天花粉10克，嫩桔梗10克，玄参15克。服药三剂，热退，扁桃体肿消痛止。后减其制，续服十余剂，每天用注射针头刺之见血，抹"新青吹口散"。今日其母亲言，自从治疗后，这十来年竟然未再发，肿大的扁桃体早已消如平常。

思今有类似小儿者众多，扁桃体炎每月一二发，发烧，咽痛，甚至化脓，尽与输液抗菌再加激素消炎法，日久扁桃体肿胀不消，反复治疗，甚至有手术摘除者，花钱伤身。想我中医良法甚火，竟然无用武之地，良可叹也！小女孩也发而恶寒，咽喉肿痛，二麻汤二剂与服之。

咯血清降宁络汤

大年初三，一位大妹子引一老太太来诊，看身材尚挺拔，面色欠红润，声音弱小，言语清晰。问之何事，言我老母今年71岁，二十余日前吃一甜橙而急剧咳嗽，吃消炎止咳药、输液无效，半月前突然咯血，急去医院检查治疗，查肺上无特殊病变，大夫下诊断是支气管扩张咳血。因近年关，无暇住院治疗，给些止血药，附带消炎针剂，嘱回家找附近医生帮忙输液。虽不断用药，也时好时坏，咯血不止，今又出血厉害，故来询医，希望给予帮助。我见老人咯鲜血盈口，不一会儿诊所门前树根下已经一片，随言，此问题若不即刻救治，怕有大出血的危险，现在有两条路可走，第一，去住医院综合治疗；第二，吃中药。经过商议，决定服药。与言，若24小时内仍出血不止住或不减轻，立刻去医院。脉之双寸上鱼而促，关尺沉按之无力，舌淡苔薄，舌尖发红，不呕、不渴，无表证，胸胁无疼痛闷满，饮食、二便尚可。此气上不下，血随妄行之证。与自拟治咳血方"清降宁络汤"，其方为师传，又多年实践完善方，治血从上溢之诸般血症，其功用清降肺胃，以白茅根为君药，或与温涩、或与通府，或与化瘀，随证出入。

白茅根又名茅草根，出《神农本草经》，"主劳伤虚羸，补中益气，除瘀血、血闭寒热，利小便"，田间地头处处有之，春生芽，出地如针，故又名茅针；其根洁白如筋，亦名地筋，小儿常掘土取食之，甜如甘蔗，也可食之物也，入药鲜者尤良。有凉血、止血，清热，利尿之功，其治热病烦渴，吐血，衄血，肺热喘急，胃热哕逆，淋病，小便不利，水肿，黄疸，可见诸家本草，然言之疗肺病咳血者不多。

《本草正义》言，"白茅根，寒凉而味甚甘，能清血分之热，而不伤干燥，又不黏腻，故凉血而不虑其积瘀，以主吐衄呕血。泄降火逆，其效甚捷，故又主胃火哕逆呕吐，肺热气逆喘满。且甘寒而多脂液，虽降逆而异于苦燥，则又止渴生津，而清涤肺胃肠间之伏热，能疗消谷燥渴。又能通淋闭而治溲血下血，并主妇女血热妄行，崩中淋带。又通利小水，泄热结之水肿，导瘀热之黄疸，皆甘寒通泄之实效。然其甘寒之力，清泄肺胃，尤有专长，凡齿痛龈肿，牙疳口舌诸疮，及肺热郁室之咽痛腐烂诸证，用以佐使，功效最著，而无流弊"，论述颇详，因其有清降之力，故有诸般功效。肺病咳逆，气上不下，波及血分而络破出血，正需茅根之清降为治，故"清降宁络汤"以之为君药。其方为：白茅根50～150克，川牛膝10～20克，茜草（炭）10～20克，侧柏叶（炭）10～20克，炙枇杷叶10～20克，蜜紫菀10～20克。加减法，出血日久，热随血去，面色白，当虑虚寒，加甘草干姜（炮）汤温肺；喘息不宁，上气急迫，加杏仁下气；大便干结，胃府燥结，加生大黄通腑泄浊；见古黯瘀血，加酒大黄化瘀止血，甚可用人中白、花蕊石；肺气弱，虚羸少气，加北沙参益气养阴。汤成童子尿点服优良。

上案依患者症候用方：白茅根100克，川牛膝15克，茜草炭10克，侧柏叶炭10克，炮姜10克，甘草10克，炙枇杷叶10克，蜜紫菀10克，北沙参12

克，水1000毫升。煮取600毫升，温分四服，一剂血止，再小其制与服三剂收工。

论坛互动

huangdr5460：清热也很重要，我常常用炒栀子。

回复：用栀子者，必因火热。如朱丹溪咳血方，治肝火犯肺，所谓"相火刑金"者，栀子与青黛同施。与本方意义不同。

八大木：漂亮。感谢楼主无私奉献。另外如果在重用白茅根、茜草、侧柏叶炭的同时，还用加大、小蓟吗？

回复：若重用白茅根，大、小蓟不用也可。

血中气药说元胡

元胡，又名延胡索，味辛，微苦，性温，有活血行气之功效，医家认为它能"行血中气滞，气中血滞"，故称其为血中气药。可活血行气而治疗心腹、腰膝、里外、一身上下诸痛，是临床上最常用的一味止痛良药。

要认识元胡，首先得从一个著名的方子说起。陈修园先生曰"金铃子散妙如神，须知诸痛作止频；胡索金铃酒调下，制方原是远温辛"。金铃子散方出金·刘完素《素问·病机气宜保命集》，系从《济生方》之金铃子散和延附汤衍化而来，是治疗气滞血瘀诸般疼痛常用方，由金铃子、延胡索各一两，为末组成。功能疏肝行气泄郁热，行气活血而止痛。可治胁肋气胀、少腹诸疝、女子经滞等诸般疼痛而时发时止者。结合辨病辨证用之，诚为良方。

《开宝本草》言，元胡"主破血，产后诸病因血为者；妇人月经不调，腹中结块，崩中淋露，暴血冲上，因损下血，或酒摩及煮服"。《本草纲目》载，"荆穆王妃胡氏，因食荞麦着怒，遂病胃脘当心不可忍。医用吐下行气化滞诸药，皆入口即吐，不能奏功。大便三日不能，因思《雷公炮炙论》云，'心痛欲死，速觅延胡'。乃以玄胡索三钱，温酒调下，即纳入，少顷大便行而痛遂止"。可见元胡乃治疗痛经及胃痛的良药。

我在医学实践中，奉行经典方与时方相结合用药，遵循经典常理而又参考时方诸家的用药经验。如治颈、项、肩、背重着，上肢酸、麻、疼痛，常于葛根汤、黄芪五物汤等方中加入元胡一味，止痛疗效即可增强，因其有活血之功，通血痹之能。胸胁诸痛，如胸痹而导致的心疼，常以瓜蒌薤白诸剂中，增入元胡一味，其宣痹止痛之效力，在单纯用经方之上；扭挫、撞击伤导致的胸胁疼痛，常在辨病辨证方如四逆散、柴胡舒肝散等方的配伍中也增入元胡，明显能提高疗效。腰腿诸痛，甚至是腰椎间盘突出等有形病变导致的痛不可忍，在辨病辨证汤药中，元胡与乌头同时运用，其开痹通络、活血止痛之力不可小觑。

"心腹诸痛有妙方，丹参十分作提纲，檀香砂仁一分佐，下咽咸知效验彰"。胃痛，这个最常见的问题，在长期的治疗实践中，在辨证运用经方诸如柴胡汤、泻心汤等的基础上，我常把元胡、丹参作为药对，加入应证方中，也可以明显提高疗效。如我治胃病的验方"痞积散"，就把元胡与丹参同用，治胃病凡符合心下痞、胀、痛、闭等证候者，效不虚言也。王清任先生也善用元胡，在少腹逐瘀汤中，先生把元胡与失笑散同用，治"少腹积块疼痛，或有积块不疼痛，或疼痛而无积块，或少腹胀满，或经血见时，先腰酸少腹胀，或经血一月见三、五次，接连不断，断而又来，其色或紫、或黑、或块、或崩漏兼少腹疼痛，或粉红兼白带，皆能治之，效不可尽述……"。故我

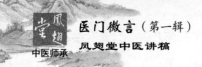

治妇科月经诸疾，但凡腹诊按之疼痛，或有积块，经来滞涩，腰腹疼痛，或因月经失调而不孕，常以逍遥散体例而入元胡，与失笑散同用，是长期实践经得起检验的经验，可供临床参考。

用元胡还有很多临床经验，难于小篇幅说清楚，要点是诸般疼痛，有血滞气郁的病机，无明显热象者，即可运用。入煎剂必须捣碎为粗末，这样可以提高用药效率，减少药材浪费。除特殊需要外，常用6～10克即可。现在元胡价格似乎还有增高的趋势，为细末用汤药送服未尝不可。古来认为醋制元胡能提高止痛之力，这个在实践中对照，似乎没有多大的区别。

十用九验二麻汤

升麻出《神农本草经》，言之"主解百毒，辟温疾、障邪"，是毛茛科升麻属升麻的根茎，也叫鸡骨升麻，鬼脸麻。要认识升麻，也还得从经方说起。在《伤寒论》中，有个有争议的方子叫麻黄升麻汤。"伤寒六七日，大下后，寸脉沉而迟。手足厥逆，下部脉不至，喉咽不利，唾脓血，泄利不止者，为难治，麻黄升麻汤主之"。这明显是下后的坏病，上见寸脉沉而迟，咽喉不利，唾脓血的阳郁之热，下有下部脉不至，阳气陷下而泻利不止之阴寒，上热下寒，阴阳之气不相顺接，故而手足厥逆。错综复杂，当然为难治。其描述咽喉不利，甚至唾脓血，当为咽喉部位的严重病变，如化脓性扁桃腺炎、咽白喉等出现的症状，泄利不止当为误下治疗错误等所致。 其方用麻黄、升麻、当归、知母、黄芩、葳蕤、石膏、白术、干姜、芍药、天冬、桂枝、茯苓、甘草，其中麻黄与升麻用量独重，配桂枝发阳而解毒，黄芩、知母、石膏清热，当归能治"诸恶疮疡"，于治"脓已成也"的赤小豆当归散清热利湿、和营解毒可知。葳蕤即是玉竹，与芍药、天冬同用养阴润燥，白术、干姜、茯苓、甘草共用治泄利不止。可见仲景先师对阳郁于上，咽喉肿痛不利甚至唾脓血并不禁忌麻黄，与升麻同用其意义深矣！

在《金匮·百合狐惑阴阳毒病脉证治第三》中，有治阳毒与阴毒的升麻鳖甲汤与升麻鳖甲去雄黄蜀椒汤（阴阳毒以后再论），其中有咽喉痛，唾脓血的病症描述，当也为诸般病因所导致的喉科急证，且此二方都用"主解百毒"的升麻二两为主药，依照此用药规范，则知咽喉不利，毒热结聚可以升麻主之。

升麻，曾多次口尝之，初感味苦，而后来口中竟然有甜味，故其味道当为苦而微甘，其性辛而微寒，归纳诸家本草对升麻论述，都言有升阳发表、透疹解毒的功用。治时气疫疠，头痛寒热，喉痛，口疮，斑疹不透，中气下陷，久泻久痢，脱肛，妇女崩、带，子宫下坠，痈肿疮毒等。医者多记住其升阳透疹之功，而忽略其解毒败毒之用。《肘后方》："治天行发斑疮，头面及身须臾周匝，状如火疮，皆戴白浆，随决随生（不即疗，剧者数日必死，疗得差后，疮瘢紫暗，弥岁方灭，此恶毒之气也）。水浓煮升麻，渍绵洗之。苦酒渍煮弥佳，但燥痛难忍"。可见升麻外用即有解毒功效。《仁斋直指方》："治喉痹作痛，升麻片含咽，或以半两煎服取吐。"《圣惠方》中有升麻丸，"治咽喉闭塞，津液不通。川升麻半两，马蔺子一分，白矾一分，马牙消一分，玄参一分。上药，捣罗为末，炼蜜和丸如楝子大。用薄绵裹，常含一丸咽津"。举数例可见古人用升麻之一斑，乃天然效良的"抗生素"。

小儿常有咽喉之病，见发热甚至寒战，扁桃腺发炎甚至化脓，多与输液抗菌治疗，然多反复发作，缠绵难愈，久而久之，扁桃腺肿大，堵塞气道。有不少小儿被割去扁桃腺，以杜绝感染发热之根，岂不知扁桃腺乃人体之门户，遭外感之邪毒，此腺首当其冲，给机体报信发热以抗邪，割去此腺体，其弊当大于利。因此病为临床常见问

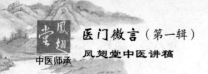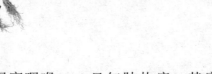
题，常以发烧来诊，观察咽喉，一旦红肿热痛，其病多难一二日可愈，甚至导致化脓。中医本可治急证，亦可药到病除，我在实践中，常以辛凉透解，清肺胃利咽败毒为治，以银翘化裁，效多亦可，然多有吃药数剂而不愈者，这就引来了思考。咽喉疼痛红肿导致发热，虽有太阳病发热之形证，也因毒热结聚使然，去其毒热，其外也必解。故而在实践中取麻黄升麻汤意，发越阳气之郁，解咽喉之毒，荆芥协助麻黄解表发散，再配治伏热少阴之甘草桔梗汤，取用疮家圣药且本有发散之力的连翘、玄参养阴泻火解毒，淡竹叶导热从小便下行，再用石膏清解肺胃之热，诸药同用，表里分消，表解热毒去而病解。此方定名"二麻汤"，治外感内有伏热，证见发热恶寒，甚至寒战高热，咽喉红或红而肿痛，脉浮紧或勿论浮沉而数，舌尖红或舌通体红而干，或舌上生苔见黄，以五岁左右小儿为例方：麻黄6～12克，升麻6～12克，连翘10～30克，荆芥10～30克，甘草10～20克，桔梗6～12克，玄参6～12克，淡竹叶6～12克，石膏6～15克，煎取300～500毫升。此方配伍味道甘而微苦，小儿常易接受。治热病服药当以取效为准，故每首次温服一百毫升是常用量，不汗当小促其间，可以减少服用量为五十毫升，以汗出为度，以此方治此病，常在二日左右病解。

毛茛科药物常有一定毒性，升麻也如是，大剂量应用可导致头痛、震颤、四肢强直性收缩等毒性反应，当然这是药理层面的说法，但是使用中药必须是在辨证的基础上乃可，故而《本草经疏》言，"凡吐血鼻衄，咳嗽多痰，阴虚火动，肾经不足，及气逆呕吐，惊悸怔忡，癫狂等病，法咸忌之。"

古今录验续命汤

名续命汤者，有多个方，最早知道的是小续命汤，乃学医时背诵歌诀所识。陈修园曰：小续命汤桂附芎，麻黄参芍杏防风；黄芩防己兼甘草，中风六经以此通。注为六经中风之通剂。因接触脑卒中病例有限，对续命汤的使用基本为空白，然治外感，在临床中使用续命汤及其类似配伍还是用得到的，这个暂且不议。

在《金匮要略·中风历节病脉证并治第五》中附录有《古今录验》续命汤，治中风痱，身体不能自收持，口不能言，冒昧不知痛处，或拘急不得转侧（此下《千金方》卷八有"背痛"二字），方用：麻黄、桂枝、当归、人参、石膏、干姜、甘草各三两，川芎一两，杏仁四十枚。方后云：右九味，以水一斗，煮取四升，温服一升，当小汗，薄覆脊，凭几坐，汗出则愈。不汗更服，无所禁，勿当风。并治但伏不得卧，咳逆上气，面目浮肿。用此方一例加深了认识。

方某，女，六十四岁。约八年前因患乳腺癌右乳切除，近三四年来，因检查肺有占位，怀疑乳腺癌肺转移，多次住院治疗，曾因化疗头发掉尽。因是表弟媳妇的亲戚，故而常有不适即来吃几剂中药。2014年2月9日，因为咳嗽住院半月余而效不显，出院来给苓甘五味姜辛半夏汤加麻黄杏仁五剂而愈。近来因颈肩右臂疼痛，检查怀疑骨转移，3月10日半夜，因疼痛难忍，其子来接去诊治，予针刺之，行扳颈法，当时疼痛缓解，次日给黄芪五物加味方四剂，后再续四剂而颈肩胳臂疼痛临床治愈。5月6日，其子电话说妈妈前几日嗓子说不出话来，在附近诊所拿了些清热消炎的药片，现在没见啥效，又增喝水打呛、不能吞咽的症状，感觉事情不妙，当时也觉事情严重，急急唤来看看。

来见面色少华，言语声出极小而不清，似乎声带被什么东西绊住了似的，诉喝水打呛，不会吞咽了，像是中风了的那样子。几日前就感觉身体不适，整个身子如绳子缚住一样，难以动作，拘束疼痛，尤其背部，肋骨更觉疼痛，晚上卧下即咳嗽，影响睡眠，食也无味。脉之紧，右手沉取弱一些，舌红苔薄。与其子商讨，推测可能是有占位压迫了喉返神经所致，其背痛，肋骨痛也是占位压迫神经而然。先吃几服中药试试。思考很久，觉得无从下手，看还穿薄袄，问怕风否，言不敢见风，见风更觉拘束难受，一查体温，37.5℃，考续命汤治如上述，是麻黄汤的加味方，虽然此证非风痱不得言语动作，然有很多类似之处，有是证用是方，无汗恶风，身体疼痛，脉紧即可使麻黄汤，何不借来一试！随即处方：麻黄12克，桂枝12克，杏仁（打碎）10克，甘草10克，党参12克，当归12克，川芎8克，干姜10克，石膏10克，桔梗8克。其方以麻黄汤发表祛风，党参补益中气，当归、川芎补血行血，协同麻黄而通滞，干姜"温中"和胃并主"咳逆上气"，加桔梗者，也为协助麻黄开提肺气而然。石膏，按照经方用药惯例，是为清解，有点想不通在原方用之为何？其与麻黄、杏仁、甘草同用乃是麻杏甘石汤，可清热宣肺，晚上卧下咳嗽当为外寒蔽塞，肺气不利而上逆，其舌红也当有郁热，用之不为过。现场煎药二剂，嘱每日四次温服之，当有小汗出。5月9日再诊，说话声音已经同平日无异，其方之效不虚言也！再问其他，言虽然说话已经没啥问题了，吞咽只是好转，还觉嗓子中不利索，身痛缓解，拘束尚有，还有些怕风，不敢脱去薄袄，吃饭也觉得有些香了。效不更方，再给四剂，嘱根据自己吃药后汗出多少决定每日吃药次数，二次三次四次均可，看日后病情变化再议。此患者后来因为食欲缺乏，甚至食入即吐，再次入院治疗，过程不详，后日渐虚弱，于2015年元月病逝。其食入即吐，饮食不下，胃气衰败是死亡的原因，由于无他所苦，至于是否因为肿瘤而亡，还不得而知。欲伏其所主，必先其所因，见病治病，不求根源者可乎？

论坛互动

226291：好案，学习。此方余常用于哮喘，较他方疗效为速。

肖志恩：我曾治一病人，诊断周期性麻痹，经补钾治疗无效，先用小续命汤大便稀溏，无奈转方先清脾胃，继而又以小续命汤治疗见效明显，但不稳固，后以人参易党参，终于治愈。此法受江尔逊先生启发。

回复：江尔逊先生对续命汤确实有深刻理解，有实用经验。

绞尽脑汁：自江尔逊老先生推广之后，现在应用的越来越广了。《金匮要略·中风篇》里续命汤治的是邪入于脏的情况。治的是舌即难言，口吐涎。这个病人脉象弱，属于中风。方证相对，收效自在意料之中。好医案，学习了。续命汤中用石膏的用意，我思考多次，也许是为了清阳明之热，因为很多中风病人都有阳明气分热，比如饭量大，口渴，饥得快等症状。

Kkcykk：多谢老师分享经验！您的书我都买了，受益匪浅，借这个帖子在这里真诚地对您说一声"谢谢老师"！忘记在哪本书上看到过用小续命汤治疗脑梗死以后的失语效果好，还有治疗低钾引起的周期性麻痹的，只是看到过，没有用过，不知道效果怎么样。（我是西学中的，而且是自学中医，说这些不中不西的话，还望各位老师不要见笑。）

回复：西学中更好，只要不混淆概念，一定会成为一个很好的大夫。中医、西医都是医学，不能有门户之见，治法可以互补。常言"有是证用是方"，也算是中医的"标准"吧！难在识证，能识证，用对方药，就会有疗效。

杏林一翁：樊师佳案！很是受用！中医标准是方证合而效。

回复：说不上佳案。有所得记录备忘而已。勿以小验案而不录，勿以大败案而忘之。实事求是才能不断提高认知。方证，是医圣制定的标准，更有随证治之的灵活，只是我们难于掌握罢了，更难做到随证治之。

以案说法大青龙

　　对于大青龙，前人今人所论者甚多，有谓常以其治发热恶寒咽疼身痛如家常便饭者，也有把它视为洪水猛兽虽然有是证而不敢用者，这与医者胆识、经验有不同有关。我原来也因为读过不少着重描述关于大青龙禁忌、甚至对麻黄使用畏惧的古今文章，所以对大青龙的使用也忌讳尤甚，不敢轻易越雷池一步，甚至在辨证难定的情况下自己发明了个"代大青龙汤"（方见凤翅医话——自拟代大青龙汤），随着临床经验的不断积累，对经典的理解加深，故而这几年对大青龙又有更深刻的认识，常放胆用之而见良效。

　　再复习一下经文。"太阳中风，脉浮紧，发热恶寒，身疼痛，不汗出而烦躁者，大青龙汤主之。若脉微弱，汗出恶风者，不可服，服之则厥逆，筋惕肉瞤，此为逆也。麻黄去节六两，桂枝二两，甘草炙二两，杏仁去皮、尖四十个，生姜切三两，大枣擘十二枚，石膏碎，绵裹，如鸡子大。上七味，以水九升，先煮麻黄，减二升，去上沫，纳诸药，煮取三升，去滓，温服一升。取微似汗，汗出多者，温粉扑之，一服汗者，停后服。若复服，汗多亡阳，遂虚，恶风烦躁，不得眠也"。这里，着重在"烦躁"一词，有认为烦躁即是心中烦，无可奈何的感觉，亦或是病者因为心中烦而躁动不安貌，故而不见烦躁即不敢使大青龙，若只以此认为就是局限了烦躁一词的范围。发烧患者，因为发热不出汗，身上总有一个郁闷的感觉，如天气郁蒸而欲雨，人身烦闷而欲汗，天郁蒸雨不来则愈热，人热闷汗不出而愈烦，故而仲景在此所述之"烦躁"所指当如此，并非单指我们所理解的心中"烦躁"。又云"伤寒脉浮缓，身不疼但重，乍有轻时，无少阴证者，大青龙汤发之"，可见，大青龙证，烦躁并非所必有，大青龙所治，也并非单为发热无汗烦躁而设。何为"无少阴证"？"脉微细，但欲寐也""反发热，脉沉者""病人脉阴阳俱紧，反汗出者""脉细沉数，病为在里""但厥无汗，而强发之，必动其血"……，这些都是少阴证，鉴别若无，即可使大青龙。

　　某姓七岁小儿，患"扁桃腺炎"而高热，时而拘束恶寒，脉浮数，与效方"二麻汤"（方见凤翅医话——十用九验二麻汤），药进二剂，咽喉红肿已解；观察二日，低热不去，常徘徊在37.5℃左右。再来诊，见舌红苔薄黄，脉仍浮数，问饮食二便尚可，与：麻黄12克，桂枝6克，杏仁6克，甘草6克，石膏10克，生姜10克，大枣4个，煮取250毫升，温分五服。嘱常保持小汗，勿多服，不尽剂而病解。

　　又某姓五十余岁男，素有咳喘痼疾，夏日值守夜班"感冒"，咽痛吞咽困难，咳嗽黄痰而难出，发热38.8℃，怕风，身困重，自服"消炎药"、二粒"安乃近"而绝无汗，身子烦闷异常。脉之紧，沉取有力，舌红苔薄，与：麻黄18克，桂枝10克，杏仁10克，甘草10克，石膏12克，生姜15克，大枣6个，煮取600毫升，嘱温分四服尽，若汗出即勿服之，不可过剂。第二日早来复诊，诉听我言此方劲道较大，故而每次少服，到晚间第三服始见汗出，余药还可服二次，到今早已经服完。现在身子已经清爽，咽喉不痛，咳吐利索，有大块黄痰出来。查体温37℃，问身上还有汗否，言动作即出"虚汗"。脉之紧脉已去，沉取少力，乃取桂枝二麻黄一汤意，与：桂枝18克，芍药15克，甘草10克，麻黄9克，杏仁6克，生姜10克，大枣6个，蜜紫菀12克，一剂以善后。

　　《金匮·痰饮咳嗽病脉证并治第十二》："饮水流行，归于四肢，当汗出而不汗出，身体疼重，谓之溢饮""病溢饮者，当发其汗，大青龙汤主之，小青龙汤亦主之。"可见，以发汗为主治的大青龙汤，烦躁并非所必见证。见如经文所述者，即可放胆用之。柯琴

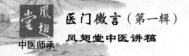

云："仲景恐人误用青龙，不特为脉弱汗出者禁，而吃紧犹在少阴，盖少阴亦有发热恶寒、身疼、无汗而烦躁之证，此阴极似阳，寒极反见热化也！误用则厥逆筋惕肉瞤所必至，全在此着眼……"

自拟黑白治衄汤

在临床中能经常遇到好流鼻血的小孩与年轻人，从辨证施治的角度去看，常常难以分清脏腑寒热虚实，甚至有无证可辨的情况。从对病下药的角度去治，我积累了一点经验，以案说法分享给大家，可以去实践验证。严重的内科疾病、肿瘤、血液病导致的鼻出血不在其例，需要仔细辨证施治。

十多年前，夫人大嫂子的弟弟，二十多岁，有个好流鼻血的毛病二年了，无论春夏秋冬，一月可以至少出血二次，开始用土方法如凉水拍颈，用纸堵塞鼻孔等就可止血，后来越来越严重，土方法不管用了，只得去医生那儿打止血针，鼻腔用稀释的肾上腺素注射液收缩血管来止血。听说血液病也会鼻子出血，就心中害怕，与家人去医院检查，血液化验除了血红蛋白低，轻度贫血外无什么发现，耳鼻喉科检查说鼻中隔弯曲，还有鼻炎之类的诊断，毛细血管脆化故而常常出血，需要手术治疗，大嫂只得带来瞅瞅。仔细诊断，脉象、舌苔都没啥大的异常，只是因为经常流鼻血，面色有些轻微的苍白，吃喝拉撒睡都没问题。

考古人论治鼻衄，多从外感郁热，肺胃积热，或肝火上冲立论，治多从解除外感，清降肺胃，或平肝泄热立法处方，如《证治准绳·杂病》曰"衄者，因伤风寒暑湿，流动经络，涌泄于清气道中而致者，皆外所因。积怒伤肝、积忧伤肺、烦思伤脾、失志伤肾、暴喜伤心，皆能动血，随气上溢所致者，属内所因。饮酒过多，啖炙煿辛热，或坠车马伤损致者，皆非内、非外因也"。也有出血日久，热去寒来，化为虚寒证者，如陈修园《时方妙用·血症》言，"高鼓峰心法，于血症独精。其云除瘀血与伤寒外。其余俱属七情饿饱劳力等因，必见恶心，验症分明，一味固元汤主之。方用人参、炙芪、归身、甘草、煨姜、大枣、白芍，水煎服"。血症最繁，以一方统治，胡念斋深服之。胡念斋云，"补药可用，温药亦须急加，附、桂、炮姜随宜"。《仁斋直指》谓"阳虚阴必走，大（吐）血大衄外，有寒冷之状，可用理中汤加南木香，或甘草干姜汤，其效更着。又有饮食伤胃，胃虚不能传化者，其气上逆，亦能吐衄，亦宜上二方"。余用甘草干姜汤，其干姜炮黑，加五味了二钱甚效，从《慎柔五书》得来。《内经》云，"血气者，喜温而恶寒，寒则滞而不流，温则消而去之"。此数语，为治血之要旨，所以杨仁斋、高鼓峰方法神验。即张景岳"用熟地一两，泽泻、附子、牛膝各一钱五分，肉桂一钱、炙甘草二钱水煎服，名为镇阴煎，方虽驳杂，而温药较多，亦能奏效"。

又考白茅根味甘，微寒，不寒胃，不伤中，且滋津液，为治上下诸般出血要药，价廉而易得，可以为治鼻衄君药；仙鹤草性平而味微苦、涩，乃收敛止血之神药，也价廉物美之品，可以为臣；生地黄味甘微寒，可入血分而凉血止血，有养阴润燥之功，与仙鹤草共为臣药；血出日久，谨防虚寒，故而取甘草干姜汤意，用炮姜、甘草守中，亦可止血者为佐；怀牛膝有滋补之功，更可引上溢之血下行，故以为使。方用：白茅根50克，仙鹤草30克，生地黄20克，炮干姜10克，炙甘草10克，怀牛膝10克。守方与十余剂，病愈，时至今口未见再犯。后来又以此配伍治疗过十数例无明显寒热的鼻衄患者，有小儿，有青年，有成人，病史有数月、数年不等，其方煎出味道甘美，尤宜小儿，效不虚言也！

因此方地黄、茅根色黑、白，故名黑白治衄汤。白茅根20～50克，仙鹤草10～30克，生地黄10～20克，炮姜6～10克，炙甘草6～10

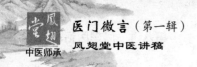

克，怀牛膝6～10克。用之宜看人大小强弱，裁定适宜剂量。

说说麻黄那些事

麻黄，是个很好用的一味药，可是古来不少说法是用不好就麻烦，束缚了医家手脚，故麻黄汤有名"麻烦汤"。我初行医时，见父亲经常用麻黄，只是自己多不敢用，怕用不好惹事。有道是，学问与年岁俱长，胆识也当与实践共进。随着实践经验的积累，我对麻黄的使用有了更新的认识。先看看医圣对麻黄的用法，以见制方的严谨。

在《伤寒论》与《金匮要略》中，粗略地统计了一下，用麻黄的方大概有二十八方，其中，剂量也不尽同。太阳表实、阳证用量最重，如大青龙、越婢汤，越婢加术汤皆用六两，合今日公制九十余克；少阴病发热、阴证用量轻，如麻黄附子汤，麻黄附子细辛汤，只用二两，就是三十多克，是阳证用量的三分之一，阴阳用法判然如此。发汗，麻黄必伍桂枝，如麻黄汤、葛根汤，麻黄用三两，桂枝用二两，比例是三比二；而大青龙因有郁热，桂枝虽然也用二两，却只是麻黄的三分之一。麻黄伍生姜也是常法，大青龙用生姜三两，用量超过桂枝，药后不需要温覆，即可汗出，与麻黄汤不用生姜，药后"覆取微似汗"的将息法有所不同；越婢及越婢加术汤也用生姜三两，是为协助麻黄散水气，不与桂枝为伍就少发汗之力。麻黄汤的发汗力度不及大青龙，其机巧在于麻桂的比例及是否用生姜。葛根汤虽然也用生姜三两，而是在桂枝汤的基础上加了葛根与麻黄，其中有大枣养津液，芍药敛营阴，其发汗力度就更小了。大青龙则不然，用桂枝、生姜助发汗，就用大枣助汗源，且不需要芍药之掣肘。小发汗方如桂麻各半，桂二麻一，其用桂枝汤药味的体例是不变的，虽有汗出也不避麻黄，只在恶寒无汗与发热汗出之间斟酌麻黄与桂枝的用量。

略加分析麻黄用量及麻桂方的药味变化，制方严谨与移步换形之妙可见一斑。

《神农本草经》言，麻黄"味苦，温，主中风伤寒头痛，温疟。发表出汗，去邪热气，止咳逆上气，除寒热，破症坚积聚"。其主中风伤寒头痛，发表出汗已如上几方所治，那么"温疟"者何？《素问·疟论》以"先热而后寒也，亦以时作，名曰温疟"，其发热恶寒可知，也必以麻黄发表出汗；《金匮要略·疟病脉证并治》言，"温疟者，其脉如平，身无寒但热，骨节痛烦，时呕，白虎桂枝汤主之"，则热病无恶寒即不可用麻黄也明矣！并非有内热就不可用麻黄，其麻杏石甘汤、大青龙汤、小青龙加石膏汤等方即为治温方，麻黄伍石膏即可。后世温热家独不喜麻黄，言治温热力避温燥是有见地的，而温热初起，麻黄剂并非绝对不可涉足。我最初行医时，也被一些医家所影响，治热病只要见咽喉疼痛，舌红苔黄即不敢使用麻黄剂，多取连翘、金银花、荆芥、薄荷、桑叶、菊花等平和之品，然疗效不尽如人意，故而在十几年前就摸索此类病的治法，虽然不敢随意应用麻黄剂，也根据大青龙体例，发明"代大青龙汤"，疗效得以提高，然体例近似，终不抵用麻黄的大青龙效力。根据经典对咽痛及咽喉不利的论述及治法，我又在实践中把麻黄与升麻、甘草、桔梗等合用，发明"二麻汤"，用于治疗以咽喉红肿、疼痛为主的热病，多可一二剂愈，虽在夏日也不避麻黄。《本草正》："麻黄……大能表散风邪，祛除寒毒。一应温疫、疟疾、瘴气、山岚，凡足三阳表实之证，必宜用之。若寒邪深入少阴、厥阴筋骨之间，非用麻黄、官桂不能逐也。但用此之法，自有微妙，则在佐使之间……故仲景诸方，以此为首，实千古之独得者也。今见后人多有畏之为毒药而不敢用，又有谓夏月不宜用麻黄者，皆不达。虽在李氏有云，若过发汗则汗多亡阳，若自汗表虚之人，用之则脱人元气，是皆过用及误用而然，若阴邪深入，则无论冬夏，皆所最宜，又何过之有。此外如手太阴之风寒咳嗽，手

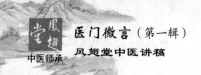

少阴之风热斑疹，足少阴之风水肿胀，足厥阴之风痛、目痛，凡宜用散者，惟斯为最。然柴胡、麻黄俱为散邪要药，但阳邪宜柴胡，阴邪宜麻黄，不可不察也。"足三阳表实之证，必宜用之，诚哉斯言！《本草正义》也说"麻黄轻清上浮，专疏肺郁，宣泄气机，是为治感第一要药，虽曰解表，实为开肺，虽曰散寒，实为泄邪，风寒固得之而外散，即温热亦无不赖之以宣通。观于《本草经》主中风伤寒，去邪热气，除寒热之说，及后人并治风热斑疹，热痹不仁，温疟岚瘴，其旨可见……"。观此等语，乃临床家真言，麻黄焉可不放心使之？

麻黄平喘效力是医家的共识，一般认为有汗不可用麻黄，然治"汗出而喘，无大热者"的麻杏甘石汤，麻黄用四量与杏仁、石膏为伍；治"咳而上气，此为肺胀，其人喘，目如脱状，脉浮大者"的越婢加半夏汤，麻黄用六两与石膏为伍，也如上述。此等证候都可见汗出，也可认为是治温热方，麻黄在此就不可认为是发表出汗所用了，是取平喘之功。虚喘之证，一般认为不可用麻黄，然以此治标也未尝不可。张景岳发明金水六君煎，以六君子加当归，重用熟地黄，治"肺肾虚寒，水泛为痰，或年迈阴虚、血气不足，外受风寒，咳嗽呕恶，多痰喘息等证，神效"。我在实践中遇此类喘疾，以苓甘五味姜辛半夏汤加杏仁，重用熟地黄，佐用麻黄，其效也不虚言也！

香薷，味辛，气温，能发汗解表，有行水散湿之功，被誉为夏月之麻黄，代表方有《太平惠民和剂局方》香薷饮，配扁豆、厚朴，治夏月饮冷受凉，外感于寒，内伤以湿，无汗而恶寒发热，头痛身重，四肢倦怠，胸脘痞闷。在此方基础上，又有黄连香薷饮、五味香薷饮、十味香薷饮等方，陈修园在《时方歌括》中歌曰："三物香薷豆朴先，若云热甚宜黄连，草苓五物还十物，瓜橘参芪白术全"，甚至《温病条辨》中，吴鞠通在三物香薷饮的基础上把扁豆换为扁豆花，加金银花、连翘，命曰新加香薷饮，治手太阴暑温发热无汗，恶寒身重而疼痛。其实在《金匮要略·痉湿暍病脉证治第二》中，师言"湿家身烦疼，可与麻黄加术汤，发其汗为宜"，用麻黄汤配伍苍术，"覆取微似汗"，并行表里之湿。夏月人若不顺应天时，随汗出而泄热，贪凉饮冷，外感发热夹湿，多被称为"阴暑"证，其实也类同"伤寒"，只是在夏月人常汗多，惧怕麻黄发阳，故而医家有用香薷代麻黄的习惯，试问，若不受寒，哪来汗孔闭塞、发热恶寒无汗之表实证？有是证而用是方，麻黄夏月何必畏惧，精义在于发汗禁忌证以及服药之法，故而虽在冬月使麻黄也应于汤法中仔细推求之。

医生我有糖尿病

糖尿病这个病名，是现代医学的病名，有些病情发展到一定阶段，类似中医所说的消渴病，因为有消瘦、口渴的表现故名，有喝水即消而渴不止，食多而消瘦之意，中医临床根据症状表现还分为上中下三消，即上消多饮，中消多食，下消多尿，看哪个方面是侧重点而辨治。现代定义糖尿病的标准及其病因我不是太了解，也无法去深刻探讨，因为现代医学把此病定为终身疾病，故而探讨也没多大意义。《金匮要略》有"消渴小便利淋病脉证并治"专篇，可以作为临床参考，这里不再具体学习。从临床观察，现在被定义是糖尿病的人不少，是个很大的群体，但是从中医临床角度去看，与传统定义是消渴病的表现似乎不大相同，故糖尿病与消渴病是个兼容关系，即消渴病可以是糖尿病，而糖尿病不等于就是消渴，所以不可见到定义为糖尿病的就说是消渴。

原来诊断糖尿病是医院检验室的活儿，现在随着医学检验技术的进步，一个小门诊就可查血糖，这个看来应该是个好事，但是这个检查技术若成了如检查体温、脉搏、血压基本体征一样的常规检查不一定就是好事了。我只知道，糖是人体必需的营养物质，有个吸收转化被机体使用并代谢的过程，任何一个环节出了问题，可能就会有血糖值的变化，现在随便检查一下血糖被定义为糖尿病并且盲目吃降糖药的人不在少数，是福是祸，还得让历史去检验。医疗也会得流行病，如某些朝代有服石之风、温补之风等即是，历史已经检验了是歪风邪气。

家住桥梁厂的表婶子五十多岁，帮儿子创业，在家开了一个饭馆，里里外外一把手，辛苦可想而知，久而久之，身体越来越觉不适，去医院检查，说是血糖高，便背上了一个糖尿病的包袱，吃了降糖药，也没啥大的变化，问医生，说这个病是需要长时间吃药甚至终身要吃药的，便深信不疑。去医院检查麻烦，故而经常在小诊所用个啥东西检查（说了我不懂，也不知是什么检查方式），吃我根本记不住名字的降糖药，还时不时地更换一种，因为医生都说了，这病若治不好，会发生并发症，眼瞎、锯腿都有可能，可谓用药细致，体贴入微，令人感叹。不过呢，这个糖尿病已经吃了不少时间的药了，就是不见啥疗效，反而感觉身体越来越不舒服，想起我这个表侄儿郎中，便来求治。见面色无异，声音响亮，乍一看就是无大病之人，只是心口常觉疼痛，牵扯后背也不舒服，右侧肩胛骨缝里边更是疼得难受，膀子酸困疼痛不适，特别夜间整个身体因为肌肉疼痛翻身都觉困难，这些与辛苦劳作脱不了干系。脉之弦，舌淡红，苔薄黄，口中常有异味，稍微口苦，时有泛恶欲呕之感，大便常三五天一次，倒也不甚干结。按右胁下痞闷不适，疼痛，便问，有无胆囊问题，答曰，B超检查说有小结石。大柴胡类证无疑，身体疼痛似乎"风湿"，当作外证看。师曰："伤寒六七日，发热、微恶寒、肢节烦痛、微呕、心下支结、外证未去者，柴胡桂枝汤主之。"拟方：柴胡10克，黄芩6克，生半夏6克，生甘草6克，炒枳壳10克，桂枝8克，赤白芍（各）6克，川楝子6克，大黄3克，郁金6克，牡蛎（碎）10克，六剂，生姜拇指大一块拍碎同煎，水1200毫升，煮取400毫升，一日温分三服尽。禁忌如常法，不得饮食生冷硬，荤腥发物，停服降糖药，劳逸适度，不得勉为其难去干活。药进六剂复诊，诸证俱减，守方再与六剂。问我这糖尿病咋办，答曰你不去检查，咋知道有糖尿病？不要纠结这个问题，脏腑功能运转正常了，一切都好。

暑期第一次带教

孩子已经读中医大专一个年头，在上高中之时，为不影响孩子的学校教育，便不敢与讲医，只是拿本《伤寒论》与言，学习无趣时，可以拿来当小说看看，在不经意中已经背诵了一些条文。到上了大学成了专业学生，便要求在课余，每日必读《伤寒论》，能背诵多少是多少，最起码有方与证的文字必须牢记在心，乃至每方之煎服法，也得牢记，一生会受用无穷。

暑假期间，学校要求学生参与实践，想让去医院，觉得孩子医学知识尚少，根本无去的价值，便言传身教，首先从识别饮片做起。要求药柜中的每味常用饮片，必须亲口尝味道，识形状，知性味，明药理，这是以后临证基础中的基础，每日抓药，不到半月，大约一二百味常用饮片基本都能识别了。对于孩子很迷惑的脉法，也在诊过病之后，让亲自体验，脉之浮、沉、大、小、虚、实、弦、紧、动、缓、滑、涩、迟、数等，首先学会识别了浮与沉，大与小，虚与实，迟与数，弦与紧，滑与涩，有了些心得，此事必亲躬，乃知其要。

常与言，为医首先得学会治发热，准确辨析发热便能慢慢有了辨证功夫，此《伤寒论》开章讲桂枝、麻黄、青龙之由来。暑热难耐，孩子常常喝冰冻饮料，吹空调，不知利害，多日积累，便不知不觉发起了烧，感觉身上热而畏风，平素觉得热就汗出的正常状态没有了，只是有时有些许小汗，吃了几次安乃近配感冒片剂，虽汗出继而发

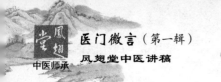

热，三日不解，自言要吃汤药，嘱自己摸脉，看为何象，言脉浮有力而数，看舌苔薄白，饮食二便无异常。与分析，浮为在表，数乃发热，发热汗出当与桂枝汤，无汗恶风当与麻黄汤，然汗出热未解又有不汗出时，汗孔开合失度，汗出则热少去，闭塞则热又来，当与麻桂合剂。自己开方抓药：桂枝12克，芍药12克，甘草10克，麻黄8克，杏仁6克，生姜（切）10克，大枣4枚（掰），煮取400毫升，温分四服。药后得小汗。为让体验麻桂方的药力，再让吃一剂，又得汗出。

本以为热去当解，用体温表复查，竟然还是37℃多，脉仍浮，只是不见了数脉，纳闷之中，又叫服一剂，服完热却未解！再看舌苔，见黄了，嘱加石膏15克，以成桂枝二越婢一汤，药后汗出热解。越三日，又打起来喷嚏，有捂鼻子打喷嚏的习惯，鼻涕倒流入鼻窦，头开始闷起来，摸身子不见发热，便叫吃点药片，谁知多日不解，前额闷疼，额窦炎已经形成，又有了低热，不与时方，专门叫体验经方，嘱与葛根汤加白芷，又吃二剂。这样已经服药五六剂，暂时得安。快到开学的时候了，孩子妈妈怕孩子去学校再有问题，便带孩子去查了个血常规，发现白细胞稍微增高，说明有感染存在，于是乎，拗不过只得允许打了三天抗生素，这是长这么大第一次用此类药。相信体温表，每日必查几次，发现还在发热，我有点焦急了，自言每与人治此类病也没这么复杂，自己孩子咋就这样了呢？到了该上学的时候了，只得提前三日亲自送去学校，到了再做处理。再脉之见右寸大，余部弦而有力，舌上生黄苔，大便微结，用自带的体温表查为37.5℃，用寝室同学的体温表查为36.8℃，纳闷，再去学校卫生室查竟然是37℃，这下不明白了，自己的这只体温表有误差，还是哪一只是准确的？相信自己不再相信体温表，舌脉证仍然见热。亲自处方：柴胡45克，黄芩12克，姜半夏10克，党参10克，甘草10克，石膏（碎）20克，天花粉15克，生姜（切）10克，大枣4枚（掰），服药二剂乃解。头还有些许闷痛，买瓶藿胆丸与服善后。从孩子自己开方抓药治病的过程，不管用药是否十分切题，最起码自己知道了如何使用麻桂葛根石膏柴胡的大方向，相信不再会忘记。

 简述时时清扬法

时时清扬法语出吴鞠通《温病条辨》。在治上焦风温、温热、温疫、冬温，但热不恶寒而渴者，出方辛凉平剂银翘散。方用"连翘一两，金银花一两，桔梗六钱，薄荷六钱，竹叶四钱，生甘草五钱，荆芥穗四钱，淡豆豉五钱，牛蒡子六钱"。

制方法：上杵为散。

服法与方意："每服六钱，鲜苇根汤煎，香气大出，即取服，勿过煎。肺药取轻清，过煎则味浓而入中焦矣。病重者，约二时一服，日三服，夜一服；轻者三时一服，日二服，夜一服；病不解者，作再服。盖肺位最高，药过重，则过病所，少用又有病重药轻之患，故从普济消毒饮时时清扬法。今人亦间有用辛凉法者，多不见效，盖病大药轻之故，一不见效，随改弦易辙，转去转远，即不更张，缓缓延至数日后，必成中下焦证矣……。"这里出现了一个名词——时时清扬法。

考普济消毒饮出《东垣试效方》，而录自《普济方》，原名普及消毒饮子。方用"黄芩半两，黄连半两，人参3钱，橘红（去白）2钱，元参2钱，生甘草2钱，连翘1钱，牛蒡子1钱，板蓝根1钱，马勃1钱，僵蚕（炒）7分，升麻7分，柴胡2钱，桔梗2钱。上药共为细末，半用汤调，时时服之；半蜜为丸，嚼化之。治时毒，大头天行，初觉憎寒体重，次传头面肿盛，目不能开，上喘，咽喉不利，舌干口燥"，是为治疗瘟毒的急性热病而设。

所谓"时时服之"，就是接续间隔时间服药的意思，"轻扬法"，就是每次服药不太多，宛如扬汤而凉沸，多多扬之则汤热散，与一般治疗内科缓症一日二服或三服法相去甚远。按吴鞠通的意思，就是说病重者大约两个时辰也就是四小时服药一次，并且每次取散六钱，大约二十克左右，煮散服。若按照一般的方法，变散为汤，一日二次或三次就难取效，是因为药力不接续，达不到有效血药浓度的缘故。现在有不少死执经方，套方而诟病、轻视时方者，恐怕就是因为不注重服药方法，所以效差。甚至有做银翘散为丸者，焉可取良效？又在治"温（瘟）毒咽痛喉肿，耳前耳后肿，颊肿，面正赤，或喉不痛，但外肿，甚则耳聋，俗名大头温（瘟）、虾蟆温（瘟）者"的普济消毒饮去升麻、柴胡、黄芩、黄连方后，云"上共为粗末，每服六钱，重者八钱。鲜苇根汤煎，去渣服，约二时一服，重者一时许一服"，约四小时一服，重者约二小时一服，可见治疗急症当如此法。充分体现了"时时清扬"的用药法则。

在《伤寒论》中，针对发热性质的疾病，仲景在桂枝汤方后的服法也充分体现了这个法则，虽无其名确有其实，云"微火煮取三升，去滓，适寒温，服一升。服已须臾，啜热稀粥一升余，以助药力。温覆令一时许，遍身微似有汗者益佳，不可令如水流漓，病必不除。若一服汗出病差，停后服，不必尽剂。若不汗，更服依前法。又不汗，后服小促其间，半日许令三服尽。若病重者，一日一夜服，周时观之。服一剂尽，病证犹在者，更作服，若不汗出，乃服至二三剂"。所谓"小促其间"，就是服药后不见效，就要缩短服药时间的意思。从"半日许令三服尽"，可以推算出大约在六个小时之内服药三次，那么就是二小时一次，在半日内服尽一剂药。这个汤法充分体现了药物剂量与时效的关系，就是以效为准，这在其他的汤法中也有体现，也遵循了"病皆与方相应者乃服之"的治病用药总原则。

我在治疗热病的时候，视病情轻重，权衡方、药、人、病、时五者的关系，多一次给足药物剂量，且煮取足够浓度的药汤，特别是针对无汗发热需要取汗者，第一次服药多加倍，随即观察至多二小时，若无汗出，就以常量接续服药，或加温覆，以汗出为度，按照"遍身微似有汗者益佳，不可令如水流漓"的原则，或胸背湿润，或头汗微出，或四肢见汗后，即可减少每次的药量或延长服药时间，达到接续微汗出的标准，如天降毛毛雨，润物细无声，药效而妥。为提高临床治疗急性热病的疗效，"时时清扬法"应该引起临床医者的重视。为医不细心体察，用心良苦可乎？

 ## 小方也可愈急病

岳父七十有五，多年前发生脑梗死，经过治疗病情稳定。年轻时烟酒无度，得病后已经多年不再沾烟酒。十数日前，去乡下办事，吹了些凉风，早上吃牛油面又喝了些热黄酒，在家里坐着看电视，突然目盲无所见，过了几分钟又恢复正常。即刻头晕胀痛，左侧口角、眼睛抽搐，泛恶欲吐。孩子舅舅急忙送来救治。

查血压180/110毫米汞柱，摸脉搏有力，右弦左滑，看舌微胀大，苔白微腻。此有宿疾，有痰在经络不去，因外感、饮酒刺激欲发旧病。断为风痰上扰，阻碍脉络，宜祛风化痰，通行经络。急处：桑叶20克，钩藤10克，蒺藜10克，白附子6克，天南星6克，天竺黄10克，茯苓10克，甘草6克，生半夏8克，橘皮一个，二剂，生姜一疙瘩拍碎同煎，取药1200毫升，温分八次服。

越二日，诸证俱减，血压也降，续服四剂收工。

自从上次差点脑梗死发作吃几副药愈后，身体又恢复到以前较好的状态，每日坐公交车到处溜达。前些日子出门，走路时间长了觉热，脱去棉袄，挺轻松的，又见路边小摊上有鸭梨卖，挺便宜的，便买了几斤，选一大者啖之，心里那个凉丝丝的、美滋滋的、挺爽快

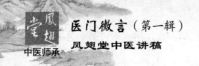

的。是夜，觉身上麻楚楚的，心里凉洼洼的，后背如冰般地冷，咋样捂好被子也捂不暖和，好不难受，起身如厕头重难举，自知脱衣吃梨受凉了，便也不吭气。

第二日白天，妻侄女电问爷爷发烧咋办，也没细问，便说去药房买几颗退烧药与吃。第三天晚上，听说老爹一天不吃喝，睡在床上起不来，便急匆匆去看。摸身上热，脉紧，咳嗽阵阵，咯痰不爽，看舌苔底白，上罩隐隐薄黄滑苔，因为此两三天吃得很少，大便也未解。此形寒饮冷而伤肺，微寒微热微饮之证。考虑老人不耐麻桂、青龙之猛，乃与方：荆芥30克，紫苏叶10克，甘草10克，桔梗10克，茯苓15克，半夏10克，蜜紫菀15克，橘皮一个，生姜一块煎之与服。

越日，自己走来，再看舌苔，薄黄水滑欲去，大便也解，再与一剂服之，愈。经方、时方，能对证治病都是好方。

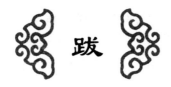

跋

　　甲午年仲秋，应众网友之邀，在网络上从基础理论开始，每晚共同学习中医，愚执笔写作并讲述，在不知不觉之中几个月过去了，讲稿已经累计十余万言。回忆共同学习数月的经历，有诸多的共鸣，也有少数的分歧，乃至于还有不少难于弄清楚的疑惑问题，这都因中医理论知识的深奥与广博。

　　在匆忙的整理之后，本讲稿终于出版了，缘于自我学识的局限，这其中一定有不少的谬误之处，在以后的共同学习中将继续回顾辨析，有些一时难于明白的问题，也还将在以后的学习中深入领会。知识本身就是在不断学习、剖析之中得到掌握，学问也是在不断的扬弃之中得到升华。

　　随着学习的深入，本讲稿在以后会逐渐进入到临床，广引诸医家，并以事实案例再回首分析所述、所理解的基础理论知识，对正确之处给予再肯定，难免的谬误之处也一定会得到不断的更正，分歧之处会得到认知和统一，疑惑的问题会得到不断的明晰，也算是对这第一辑的再补充吧！恐贻误来学，也将不断再学习、再实践，为传播中医而努力！

值得期待的中医临床力作

中国科技版广受欢迎的中医原创作品

（排名不分先后）

书　名	作　者	定　价
针灸经外奇穴图谱（超值彩色精装典藏版）	郝金凯	169.00 元
人体经筋循行地图（超值彩色精装典藏版）	刘春山	59.00 元
杏林薪传——一位中医师的不传之秘（修订版）	王幸福	29.50 元
医灯续传——一位中医世家的临证真经（修订版）	王幸福	29.50 元
杏林求真——跟诊王幸福老师嫡传实录（修订版）	王幸福	29.50 元
用药传奇——中医不传之秘在于量（典藏版）	王幸福	29.50 元
朱良春精方治验实录（修订版）	朱建平	26.50 元
印会河理法方药代教录（修订版）	徐　远	29.50 元
印会河脏腑辨证代教录（修订版）	徐　远	29.50 元
王光宇精准脉学带教录（修订版）	王光宇	29.50 元
脉法捷要——带您回归正统脉法之路（修订版）	刘建立	26.50 元
中医脉诊秘诀——脉诊一学就通的奥秘（修订版）	张湖德	29.50 元
医道求真之壹——临床医案笔记（修订版）	吴南京	29.50 元
医道求真之贰——临床心得笔记（修订版）	吴南京	29.50 元
医道求真之叁——用药心得笔记（典藏版）	吴南京	29.50 元
医道求真之肆——中医学习笔记（典藏版）	吴南京	29.50 元
中医薪传录——华夏中医拾珍（第一辑）（修订版）	王家祥	29.50 元
中医薪传录——华夏中医拾珍（第二辑）（修订版）	樊正阳	29.50 元
中医薪传录——华夏中医拾珍（第三辑）（典藏版）	孙洪彪	29.50 元
中医薪传录——华夏中医拾珍（第四辑）（典藏版）	孙洪彪	29.50 元
医门凿眼——心法真传与治验录（修订版）	樊正阳	29.50 元
医门锁钥——《伤寒论》方证探要（修订版）	樊正阳	29.50 元
医门微言——凤翅堂中医讲稿（第一辑）（修订版）	樊正阳	29.50 元
医门微言——凤翅堂中医讲稿（第二辑）（典藏版）	樊正阳	29.50 元
医门推敲——中医鬼谷子杏林实践录（典藏版）	张胜兵	26.50 元
医方拾遗——一位基层中医师的临床经验（修订版）	田丰辉	26.50 元
医术推求——用药如用兵杂感（修订版）	吴生雄	29.50 元
医海存真——医海之水源于泉随诊实录（典藏版）	许太真	29.50 元
杏林碎金录——30 年皮外科秘典真传（修订版）	徐　书	29.50 元
杏林心语——一位中医骨伤医师的临证心得（修订版）	王家祥	26.50 元
杏林阐微——三代中医临证心得家传（修订版）	关　松	29.50 元
杏林发微——杂案验案体悟随笔（修订版）	余泽运	29.50 元
医林求效——杏林一翁临证经验集录（典藏版）	王　军	26.50 元
药性琐谈——本草习性精研笔记（修订版）	江海涛	29.50 元
伤寒琐论——正邪相争话伤寒（修订版）	江海涛	29.50 元
深层针灸——四十年针灸临证实录（修订版）	毛振玉	26.50 元
悬壶杂记——民间中医屡试屡效方（修订版）	唐伟华	29.50 元
谦雪堂医丛——百治百验效方集（修订版）	卢祥之	29.50 元

全国各大书店及网上书店均有销售，邮购热线：010-63583170，63581131